LA **PHILOSOPHIE** DU **BIEN-ÊTRE**

Discovery Publisher

Titre original: The Philosophy of Physical Wellbeing
2014, Discovery Publisher

Pour l'édition française:
©2015, Discovery Publisher
Tous droits réservés

Auteur : Yogi Ramacharaka
Traduction : Audrey Lapenne
Édition : Francoise Beleaut
Responsable d'édition : Adriano Lucca

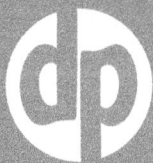

616 Corporate Way, Suite 2-4933
Valley Cottage, New York, 10989
www.discoverypublisher.com
edition@discoverypublisher.com
facebook.com/discoverypublisher
twitter.com/discoverypb

New York • Paris • Dublin • Tokyo • Hong Kong

TABLE DES MATIÈRES

LA **PHILOSOPHIE** DU **BIEN-ÊTRE**

NOUS DÉDIONS RESPECTUEUSEMENT CE LIVRE
AUX HOMMES & FEMMES EN BONNE SANTÉ

Ces personnes ont réalisé des choses (volontairement ou non) pour grandir jusqu'à devenir des adultes normaux et en bonne santé. Si vous (qui n'êtes peut-être pas dans ce cas) réalisez ces mêmes choses, il n'y a aucune raison qui vous empêchera d'être en aussi bonne santé que ces derniers. Ce livre s'efforce de vous transmettre ce que ces homme ou femme en bonne santé ont fait afin d'être ce qu'ils sont.

LISEZ-LE ET APPLIQUEZ SES ENSEIGNEMENTS
DANS LA MESURE DU POSSIBLE

Si vous mettez en doute la véracité de nos affirmations, cherchez un homme ou une femme en bonne santé et observez-le, ou observez-la, attentivement et voyez si il, ou elle, ne fait pas ce que nous vous avons montré dans ce livre. Voyez si il, ou elle, ne se détourne pas des choses que nous vous avons conseillées d'éviter. Nous sommes prêts à mettre nos enseignements à l'épreuve : appliquez-les.

LA **PHILOSOPHIE** DU **BIEN-ÊTRE**

Chapitre 1
Qu'est-ce que la «Philosophie du Bien-Être»?

Cette science ancestrale se divise en plusieurs voies, parmi lesquelles se trouvent les principales et les plus connues : (1) le Hatha Yoga, (2) le Raja Yoga, (3) le Karma Yoga et (4) le Gnani Yoga. Ce livre concerne uniquement cette première forme et ne s'intéressera pas ici aux autres, bien que nous en parlerons dans de futures publications.

Dans cette Philosophie du Bien-Être, le Hatha Yoga est la voie qui se rapporte au corps physique, à son soin, à son bien-être, à sa santé et à sa force, ainsi qu'à tout ce qui le maintient dans son état de santé naturel et normal. Il nous enseigne un mode de vie naturel, et exprime les maux qui préoccupent tant l'Occident : «Retournons à la Nature», sauf que le yogi n'a pas à retourner à un endroit où il se trouve déjà, il s'est toujours raccroché à la nature et à ses principes, il n'a jamais été souillé ou aveuglé par cette course effrénée vers l'extérieur qui a fait oublier l'existence de la nature aux peuples des civilisations modernes. Les modes et les ambitions sociales n'atteignent pas la conscience du yogi, il sourit à ces choses et les considère comme des singeries de jeux d'enfants. Il n'a pas été attiré loin des bras de la nature, il continue à se blottir contre elle, sa tête reposant sur les seins de sa douce mère qui l'a toujours nourri, réconforté et protégé. Le Hatha Yoga est tout d'abord la nature, puis la nature et enfin la NATURE. Lorsque vous avez le choix entre plusieurs méthodes, plans, théories, etc., mettez en application cette pierre de touche : «Quelle est la voie naturelle?» et choisissez toujours ce qui semble s'accorder au plus proche avec la nature. Ce plan sera utile pour nos étudiants quand ils s'intéresseront à d'autres théories, «lubies», méthodes, plans et idées sur le sujet de la santé qui inondent actuellement l'Occident. Par exemple, si on leur demande de croire qu'ils risquent de perdre leur «magnétisme» en étant en contact avec la terre, et qu'on leur conseille de porter des semelles en caoutchouc et des talons, de dormir dans des lits « isolés » avec des pieds en verre afin d'éviter que la nature (la Terre Mère) ne leur aspire et draine ce magnétisme qu'elle leur donne, laissez les étudiants se demander : « Que dit la Nature à ce sujet ? » Puis, pour découvrir ses mots, laissez-les voir si la nature avaient envisagé la fabrication de semelles en caoutchouc et de pieds de lit en verre ainsi que leurs utilisations. Laissez-les découvrir si les hommes avec un fort magnétisme, plein de vitalité, font ces choses-là, laissez-les voir si les peuples les plus vigoureux du monde ont fait ces choses, laissez-les constater s'ils se sentent affaiblis en s'allongeant dans une prairie ou si la pulsion naturelle de l'homme n'est pas de se précipiter dans les bras de sa bonne mère, la terre, et si la pulsion naturelle de l'homme n'est pas de se précipiter sur les berges verdoyantes. Laissez-les découvrir si la pulsion naturelle des enfants n'est pas de courir pieds nus, si les pieds ne sont pas rafraîchis lorsqu'ils sont déchaussés (semelles en caoutchouc et autre) et qu'on marche pieds nus, si les bottes en caoutchouc favorisent réellement le « magnétisme » et la vitalité, et ainsi de suite. Ce ne sont que de simples exemples, nous ne souhaitons pas perdre notre temps à discuter des mérites ou des démérites des semelles en caoutchouc ou des pieds de lit en verre comme isolateurs magnétiques. Un semblant d'observation enseignera à l'homme que toutes les réponses de la nature lui montreront que grâce à son magnétisme la terre lui prodigue des bienfaits, que la terre est une batterie qui en est chargée, et qu'elle est toujours prête et avide de partager sa force avec l'homme, son enfant. Certains prophètes de notre époque actuelle enseigneront ensuite que l'air draine le Prana des gens, au lieu de le leur donner.

Alors, allez-y, appliquez le test de la nature à toutes les théories de ce genre, ainsi qu'à la nôtre, et si elles ne correspondent pas, oubliez-les, cette règle est d'or. La nature sait son sujet, elle est votre amie et non votre ennemie.

De nombreux écrits de très bonnes qualités ont été rédigés sur les autres voies de la Philosophie du Bien-Être, mais le Hatha Yoga a souvent été mis de côté, à peine mentionné par la plupart des auteurs sur le Yoga. Cela est dû en grande partie au fait qu'il existe en Inde une foule de mendiants ignorants de la caste inférieure des fakirs qui se font passer pour des Hatha yogis, mais qui n'ont pas la moindre idée des principes fondamentaux de cette voie du Yoga. Ces personnes se satisfont du contrôle obtenu sur certains muscles involontaires du corps (chose réalisable par n'importe qui qui consacre du temps et des efforts pour y parvenir) et qui deviennent ainsi capable de réaliser des «tours» étonnants qu'ils exhibent pour amuser et divertir (ou dégouter) les voyageurs occidentaux. Leurs acrobaties sont vraiment merveilleuses, quand on les apprécie avec un regard curieux, et les artistes seraient des candidats dignes d'une place comme phénomènes de foire en Occident car ils pouvaient réaliser des prouesses dont seuls les «monstres» occidentaux étaient capables. Nous entendons parler de ces personnes qui exposent avec fierté ces tours de passe-passe et ces aptitudes, telles que la capacité à inverser le mouvement péristaltique des intestins et le mouvement de déglutition de l'œsophage pour une mise en scène répugnante de l'inversion totale des processus normaux de ces parties du corps, de sorte que, grâce à ce mouvement inversé des muscles involontaires, lorsque des objets sont insérés dans le colon, ils soient alors expulsés par la bouche, etc., D'un point de vue médical, c'est très intéressant, mais pour l'homme inexpérimenté, il s'agit d'une pratique des plus dégoutantes et parfaitement indigne d'un homme. Les autres prouesses de ces soi-disant Hatha yogis sont à la hauteur de ce malheureux exemple, et nous n'en connaissons aucune qui soit un tant soit peu digne d'intérêt ou qui puisse profiter à l'homme ou à la femme cherchant à entretenir un corps en bonne santé, normal et naturel. Ces mendiants ne valent pas mieux que la classe des fanatiques indiens qui se font appeler «yogis» ou qui refusent de se laver le corps pour des raisons religieuses, ou qui s'assoient en gardant les bras levés jusqu'à ce qu'ils dépérissent, ou qui laissent leurs ongles pousser au point qu'ils percent leurs mains, ou qui s'assoient en restant si immobile que des oiseaux construisent des nids dans leur cheveux, ou qui réalisent d'autres tours ridicules pour se faire passer pour des «hommes saints» face aux foules ignorantes qui, au passage, les nourrissent en pensant être récompensées plus tard pour leur action. Ces personnes sont soit de parfaits escrocs, soit des fanatiques bercés d'illusions, et en tant que groupe, ils ne valent pas mieux que certaines troupes de mendiants des grandes villes d'Amérique ou d'Europe qui donnent en spectacle les blessures qu'ils se sont infligées et de fausses difformités pour grappiller quelques centimes au passant qui les aurait vu et n'aurait donné la pièce que pour se débarrasser de cet affreux spectacle.

Les personnes dont nous venons de parler suscitent la pitié des vrais yogis qui considèrent le Hatha Yoga comme une voie importante de leur philosophie puisqu'elle permet à l'homme d'obtenir un corps en bonne santé, un bon outil avec lequel travailler, et un temple digne de l'Esprit.

Dans ce livre, nous avons voulu vous présenter de manière simple et claire les principes fondamentaux du Hatha Yoga, le plan de la vie physique du yogi. Nous avons également expliqué les raisons de chaque plan. Nous pensons qu'il est nécessaire de tout d'abord vous présenter en des termes de physiologie occidentale les différentes fonctions du corps, puis de vous montrer les plans et les méthodes de la Nature que nous devrions suivre autant que possible. Il ne s'agit pas d'une « encyclopédie médicale », rien n'est écrit au sujet de la médecine, et presque rien sur les traitements des maladies, sauf lorsque nous expliquons les étapes à suivre pour revenir à un état naturel. Son thème principal est l'Homme en Bonne Santé, son but premier est d'aider les personnes à correspondre au standard de l'homme normal. Mais nous pensons que ce qui aide un homme à être en bonne santé permettra à l'homme fragile à l'être lui aussi s'il l'applique. Le Hatha Yoga prêche une manière de vie et de vivre raisonnable, naturelle et normale, qui, si on la respecte, profitera à tous. Elle nous garde au plus près de la nature et recommande un retour aux méthodes naturelles à la place de celles qui se sont développées autour de nous, dans nos habitudes de vie artificielles.

Ce livre est simple, très simple. Si simple que finalement, beaucoup d'entre vous le mettront sûrement de côté parce qu'il ne contient rien de nouveau ou de surprenant. Ceux-ci s'attendaient à un récital merveilleux sur les fameux tours de passe-passe monstrueux des mendiants yogis et voulaient voir s'il était possible aux lecteurs de les reproduire. Nous nous devons de prévenir ces personnes qu'il ne s'agit pas de ce genre de livre. Nous ne vous apprenons pas comment adopter les soixante-quatorze types de postures ou comment passer un linge dans vos intestins pour les nettoyer (comparez cela aux intentions de la nature) ou comment interrompre les battements du cœur, ou comment réaliser des tours avec vos organes internes. Vous n'en trouverez pas la moindre trace ici. Nous vous dirons comment dompter un organe indiscipliné pour qu'il fonctionne à nouveau correctement, et beaucoup d'autres choses sur le contrôle d'une partie involontaire qui a décidé de ne plus travailler. Mais nous ne mentionnons cela que dans l'optique de faire de l'homme un être en bonne santé, et non de faire de lui un «monstre».

Nous n'avons pas dit grand chose au sujet de la maladie. Nous préférons concentrer votre attention sur l'Homme et la Femme en Bonne Santé, en vous demandant de bien les observer et de voir ce qui les rend sains et ce qui les aide à rester ainsi. Puis, nous vous demandons de vous concentrer sur ce qu'ils font et de la manière dont ils le font. Enfin, nous vous conseillons d'aller faire de même, si vous voulez devenir comme eux. Voilà notre seule intention. Mais cette «seule» intention repose sur le fait que tout ce qui peut être fait pour vous, vous devez le faire vous-même.

Dans les prochains chapitres, nous vous expliquerons pourquoi le yogi prend soin de son corps, ainsi que le principe fondamental du Hatha Yoga, à savoir la croyance selon laquelle l'Intelligence est dans toute Vie. Cette confiance dans le grand Principe de la Vie pour qu'il fonctionne correctement, cette croyance que si seulement nous nous reposions sur ce grand principe et que nous le laissions travailler en et à travers nous, tout irait bien dans notre corps. Lisez, et vous découvrirez notre message, ce message que nous voulons vous transmettre. Pour répondre à la question écrite dans le titre de ce chapitre «Qu'est-ce que le Hatha Yoga?», voici notre réponse: Lisez ce livre en entier, et vous comprendrez un peu mieux ce dont il s'agit, tout comprendre reviendrait à mettre en pratique les préceptes de ce livre, et vous prendrez un bon départ sur la voie de cette connaissance que vous recherchez.

Chapitre 2
Le respect pour l'aspect physique

Pour le néophyte, la Philosophie du Bien-Être démontre une irrégularité manifeste dans son enseignement puisque, bien qu'elle considère le corps physique comme matériel, qui n'est rien comparé aux principes supérieurs de l'Homme, elle attribue en même temps beaucoup d'attention et d'importance à l'éducation de ses étudiants afin qu'ils prennent un soin particulier, qu'ils alimentent, qu'ils entraînent, exercent et améliorent ce corps physique. En réalité, une voie entière parmi les enseignements du Yoga, le Hatha Yoga, se consacre à l'entretien du corps physique, et fait preuve d'une grande précision en ce qui concerne l'instruction de ses étudiants sur les principes de cet entraînement et du développement physique.

Certains Occidentaux en voyage en Orient, qui ont constaté l'attention avec laquelle les yogis s'occupaient de leurs corps ainsi que le temps et le soin qu'ils consacraient à cette tâche, ont tiré la rapide conclusion que la Philosophie du Bien-Être n'était qu'une forme de culturisme oriental, un peu plus étudié sans doute, mais qui serait un système qui n'aurait rien à voir avec le « spirituel ». Voilà ce qui en découle quand on s'arrête aux apparences, sans chercher à voir ce qu'il se passe « en coulisses ».

Il est inutile d'expliquer à nos étudiants la véritable raison pour laquelle les yogis prennent soin du corps, ou de nous excuser d'avoir publié ce livre dont le but est d'enseigner aux étudiants yogis l'entretien ainsi que le développement scientifique du corps physique.

Les yogis croient, comme vous le savez, que l'Homme véritable n'est pas son corps. Ils savent que le « je » immortel, dont chaque être humain est plus ou moins conscient, n'est pas le corps qu'il ne fait qu'habiter et utiliser. Ils reconnaissent que le corps n'est qu'un costume que l'Esprit porte de temps à autre et duquel il se défait. Ils considèrent le corps pour ce qu'il est, et ne se trompent pas sur sa nature, sachant qu'il n'est pas l'Homme véritable. Mais en plus de ces choses, ils savent aussi que le corps est un outil dans et grâce auquel l'Esprit se manifeste et travaille. Ils voient que l'enveloppe charnelle est nécessaire pour la manifestation et le développement de l'Homme à cette étape précise de son évolution. Ils considèrent le corps comme le Temple de l'Esprit. Et ainsi, ils croient que l'attention et le développement du corps est une tâche aussi digne que le développement de certaines parties supérieures de l'Homme, puisque l'esprit ne peut fonctionner correctement si le corps physique est maladif et sous-développé ; que cet outil ne pourra pas non plus être utilisé au mieux par son maître, l'Esprit.

Il est vrai que le yogi va au-delà de cette notion et maintient que le corps doit être parfaitement contrôlé par l'esprit, que l'outil doit être bien ajusté pour répondre à la volonté du maître.

Cependant, le yogi est conscient que la plus grande réactivité du corps s'obtient uniquement quand il (le corps) est correctement entretenu, alimenté et développé. Le corps très entraîné doit, tout d'abord, être un corps fort et en bonne santé, et pour cela, le yogi accorde une très grande attention et un grand soin à l'aspect physique de sa nature. C'est également pour cette raison que le culturisme oriental constitue une partie de la science du Hatha Yoga.

Le culturiste occidental développe son corps pour le corps lui-même, croyant souvent qu'Il est le corps. Le yogi, quand à lui, développe le corps en étant conscient qu'il ne s'agit que d'un outil utilisé par sa part véritable, et qu'il le perfectionne uniquement pour qu'il soit utilisé afin d'œuvrer à la croissance de l'Âme. Le culturiste se contente de simples mouvements et exercices mécaniques pour développer les muscles. Le yogi inclut l'Esprit à la tâche, et développe non seulement le muscle mais aussi chaque organe, cellule et partie de son corps. Et ce n'est pas tout, il obtient également le contrôle et la maîtrise de chaque partie de son corps, aussi bien des organes volontaires qu'involontaires, chose dont le culturiste de base ignore presque totalement l'existence.

Nous espérons montrer aux étudiants occidentaux la voie des enseignements du Yoga qui concerne le perfectionnement du corps physique, et nous savons que celui qui nous suivra attentivement et consciencieusement sera gracieusement récompensé pour son implication et ses efforts : il ressentira la maîtrise sur un corps physique formidablement développé, dont il sera aussi fier que le maître violoniste en possession d'un Stradivarius qui répond presque avec intelligence à la volonté de son archet, ou aussi fier que le maître artisan qui utilise un outil parfait lui permettant de créer pour le monde des choses magnifiques et utiles.

Chapitre 3
L'œuvre de l'Architecte Divin

D'après la Philosophie du Bien-Être, Dieu donne à chaque individu une machine physique adaptée à ses besoins et lui fournit de quoi l'entretenir ainsi que de quoi la réparer dans le cas où sa négligence viendrait à la rendre inefficace. Les yogis considèrent le corps humain comme l'œuvre d'une grande Intelligence. Ils voient son organisme comme une machine de travail, dont la conception et l'exploitation témoignent de la plus grande sagesse et de la plus grande minutie. Ils savent que le corps EXISTE grâce à une grande Intelligence et ils savent que cette même Intelligence opère toujours par le biais du corps physique, et que, quand l'individu se conformera au fonctionnement de la Loi Divine, il demeurera fort et en bonne santé. Ils savent également que quand l'Homme va à l'encontre de cette loi, la maladie et la disharmonie en découlent. Ils croient qu'il est ridicule de supposer que cette grande Intelligence ait provoqué l'existence du beau corps humain pour ensuite s'enfuir et le laisser en proie à son destin, puisqu'ils savent que l'Intelligence dirige encore chacune des fonctions du corps et qu'on peut lui faire confiance sans danger et qu'elle ne doit pas être crainte.

Cette Intelligence, dont la manifestation est appelée « Nature » ou « Le Principe de la Vie » et d'autres appellations similaires, est constamment sur le qui-vive pour réparer les dégâts, soigner les blessures, ressouder les os brisés, pour éliminer les éléments nocifs qui se sont accumulés dans le système, et pour garder de milliers de façons différentes la machine dans un bon état de fonctionnement. Ce que nous appelons généralement maladie est en fait une action bénéfique de la Nature destinée à nous débarrasser des toxines que nous avons laissé entrer et s'installer dans notre système.

Observons la signification de ce corps. Imaginons qu'une âme recherche un réceptacle dans lequel mettre en œuvre cette phase de son existence. Les occultistes savent que, pour se manifester d'une certaine manière, l'âme a besoin d'une enveloppe de chair et de sang. Voyons ce dont l'âme a besoin en ce qui concerne le corps et voyons ensuite si la Nature lui a donné ce dont elle a besoin.

Premièrement, l'âme a besoin d'un instrument physique de pensée très organisé et d'un poste central à partir duquel elle pourra diriger le fonctionnement du corps. La Nature fournit cet instrument merveilleux, le cerveau humain, dont le potentiel ne nous est, en cet instant, que vaguement connu. La partie du cerveau que l'Homme utilise dans cette étape de son développement n'en est qu'une infime partie. La partie inutilisée attend l'évolution de la race humaine.

Deuxièmement, l'âme a besoin d'organes conçus pour recevoir et enregistrer les diverses formes de sensations provenant de l'extérieur. La Nature intervient et fournit l'œil, l'oreille, le nez, les organes du goût et les nerfs grâce auxquels nous ressentons. La Nature garde d'autres sens en réserve, jusqu'à ce que le besoin de les avoir se fasse ressentir par la race humaine.

Ensuite, des moyens de communication entre le cerveau et les différentes parties du corps sont nécessaires. La Nature a « câblé » le corps avec des nerfs d'une façon remarquable. Le cerveau envoie des instructions à chaque partie du corps via ces câbles, envoyant ses ordres aux cellules et organes, en insistant sur une obéissance immédiate. Le cerveau reçoit des signaux de la part de toutes les parties du corps qui le préviennent d'un danger, appellent à l'aide, se plaignent, etc.

Ensuite, le corps a besoin de moyens pour se déplacer dans le monde. Il a dépassé les tendances végétales dont il a hérité et désire « aller de l'avant. » Hormis cela, il veut atteindre des choses et les mettre à son profit. La Nature lui a donné des membres, des muscles et des tendons qui les actionnent.

Ensuite, le corps a besoin d'une ossature pour conserver sa forme, le protéger des chocs, lui donner de la puissance et de la fermeté, le soutenir en quelque sorte. La nature lui donne la structure osseuse appelée squelette, une incroyable mécanique qui mérite grandement d'être étudiée.

L'âme a besoin d'un moyen de communication physique avec les autres âmes incarnées. La Nature lui fournit ce moyen de communication grâce aux organes de la parole et de l'écoute.

Le corps a besoin d'un système de transportation du matériel de réparation pour tout son système, pour développer, pour alimenter, pour réparer et renforcer chacune des différentes parties. Il a également besoin d'un système similaire par lequel les déchets, les éléments rejetés seront envoyés à l'incinérateur, brûlés et éjectés du système. La Nature nous donne le sang, liquide vital, les artères et les veines au travers desquelles il circule, allant et venant en faisant son travail, ainsi que les poumons pour oxygéner le sang et incinérer les déchets.

Le corps a besoin de matériels venant de l'extérieur avec lesquels il développe et répare ses parties. La Nature met à sa disposition un moyen de manger de la nourriture, de la digérer, d'en extraire les éléments nutritifs, de la transformer pour permettre son absorption par le système, d'excréter les parties rebutées.

Et, enfin, le corps est équipé de moyens de se reproduire et de fournir des réceptacles de chair et de sang à d'autres âmes.

Il est vraiment intéressant pour quiconque d'étudier quelque élément du mécanisme et du fonctionnement incroyable du corps humain. On obtient, par cette étude, une prise de conscience très convaincante de la réalité de l'existence de cette grande Intelligence dans la nature : on voit le grand Principe de la Vie en action, on voit que ce n'est pas une coïncidence ou dû au hasard, mais qu'il s'agit de l'œuvre d'une puissante INTELLIGENCE.

Puis on apprend à avoir confiance en cette Intelligence et à savoir que ce qui nous a fait prendre forme physique manifestation physique nous guidera au long de notre vie, que le pouvoir qui nous s'est occupé de nous auparavant, s'occupe aussi de nous maintenant, et s'occupera toujours de nous.

C'est en acceptant l'afflux du grand Principe de la Vie, que nous aurons accès à ces avantages. Si nous le craignons ou doutons de lui, nous rejetterons et devrons forcément souffrir.

Chapitre 4
Notre amie, la Force Vitale

On compare souvent par erreur la Maladie à une entité, une chose réelle, ennemie de la Santé. C'est faux. La Santé est l'état naturel de l'Homme, la Maladie ne représente que l'absence de cet état. Si l'on respecte les lois de la Nature, on ne tombe pas malade. Lorsqu'on enfreint une loi, des anomalies surviennent, certains symptômes apparaissent auxquels nous donnons des noms de maladies. La Maladie n'est que la Nature qui essaie de se débarrasser, d'expulser, l'anomalie afin de revenir à la normale.

Nous sommes tellement disposés à considérer, et à parler de la Maladie comme étant une entité : Nous disons qu'« elle » nous attaque, qu'« elle » se déclare dans un organe, qu'« elle » suit son cours, qu'« elle » est maligne, qu'« elle » est bénigne, qu'« elle » résiste aux traitements, qu'« elle » régresse, etc., On imagine qu'elle s'empare de nous et emploie ses pouvoirs afin d'œuvrer à notre destruction. On parle d'elle comme s'il s'agissait d'un loup dans une bergerie, d'un furet dans le poulailler, d'un rat dans le grenier, et que nous devions la combattre de la même manière. Nous cherchons à l'exterminer, ou du moins à la faire fuir.

La Nature n'est pas capricieuse ou imprévisible. La vie se manifeste à l'intérieur du corps en concordance avec des lois bien établies, elle trace son chemin, lentement, s'élevant jusqu'à atteindre son apogée, puis, petit à petit, elle décline jusqu'au jour où le corps sera jeté comme une vulgaire chemise trop usée, où l'âme sortira et se mettra en quête d'un développement futur. La Nature n'a jamais voulu qu'un homme se sépare de son corps avant qu'il n'ait atteint un âge avancé, et les yogis savent que si l'on obéit depuis l'enfance aux lois de la Nature, la mort d'une jeune personne, ou d'une personne d'âge moyen, suite à une maladie sera aussi rare que la mort suite à un accident.

Il existe à l'intérieur de chaque corps une certaine force vitale qui œuvre constamment pour notre bien, en dépit de l'imprudence avec laquelle nous enfreignons les principes essentiels d'une vie saine et harmonieuse. Ce que nous appelons généralement maladie n'est qu'une mesure de défense employée par cette force vitale, un effet correcteur. Il ne s'agit pas d'une action qui vise à amenuiser, mais une action de la part de l'organisme vivant qui cherche à se renforcer. Il s'agit d'une mesure exceptionnelle en réponse à une anomalie, et l'ensemble de l'effort de régénération de la force vitale est employé au rétablissement d'un état normal.

Le premier grand principe de la Force Vitale repose sur l'instinct de survie. Ce principe se manifeste toujours où il y a de la vie. Sous son influence, le mâle et la femelle sont attirés, l'embryon et l'enfant sont nourris, la mère doit subir héroïquement les douleurs de l'accouchement, les parents sont contraints de défendre et de protéger leur progéniture dans les circonstances les plus difficiles qui soient. Et pourquoi? Car tout cela représente l'instinct de survie de l'espèce.

Mais l'instinct de survie des individus est tout aussi fort. L'auteur nous dit : « Tout ce qu'un homme possède, il le donnera en échange de sa vie » et bien que ce ne soit pas entièrement vrai pour l'homme instruit, c'est une affirmation suffisamment vraie pour illustrer le principe d'instinct de survie. Et cet instinct ne descend pas de l'Intellect, il se situe au fondement même de l'être. C'est un instinct qui prime souvent sur l'Intellect. Il force un homme à «prendre ses jambes à son cou» alors qu'il s'était résolu à résister dans une situation dangereuse. Il pousse un homme à violer des principes civilisés au cours d'un naufrage, le forçant à tuer et à manger ses camarades et à boire leur sang. Il a transformé des hommes en bêtes sauvages dans le terrible «Trou Noir». Dans bien des circonstances, il fait valoir sa suprématie. Il œuvre toujours pour la vie, pour davantage de vie, pour la santé, pour davantage de santé. Il nous fait souvent tomber malade pour nous rendre plus fort, il rend malade pour se débarrasser d'un élément infect dont nous aurions autorisé l'intrusion par négligence et sottise.

Le principe d'instinct de survie, relatif à la Force Vitale, nous dirige également sur la voie de la santé, aussi sûrement qu'une aiguille aimantée pointe vers le nord. On peut s'en détourner, résister à son influence, mais cette force irrésistible subsiste. L'instinct qui est en nous est le même que celui de la graine qui fait naître son petit bourgeon, soulevant parfois des charges mille fois plus lourdes afin d'atteindre la lumière du soleil. La même force fait émerger le jeune arbre du sol. Le même principe amène les racines à s'étendre plus profondément mais aussi vers l'extérieur. Dans chaque cas, bien que la direction soit différente, chaque déplacement se fait dans la bonne direction. Quand nous sommes blessés, la Force Vitale commence à guérir la plaie, réalisant son travail avec une incroyable clairvoyance et précision. Quand nous nous cassons un os, tout ce que nous, ou le chirurgien, pouvons faire est placer les extrémités osseuses en contact juxtaposé et de les garder ainsi immobilisées puis, pendant ce temps, la Force Vitale soude les fragments de l'os fracturé. Lors d'une chute, et en cas d'un déchirement musculaire ou d'une rupture de ligament, nous ne pouvons que respecter certaines choses attentivement, et la Force Vitale commence à faire son travail en puisant dans le système les matériaux nécessaires à la guérison.

Tous les médecins savent, d'après l'enseignement des écoles, que si un homme est en bonne condition physique, sa Force Vitale le rétablira de pratiquement n'importe quelle complication, excepté lors de la destruction des organes vitaux. Quand on laisse le système physique se dégrader, la récupération est beaucoup plus laborieuse, voire impossible, puisque l'efficacité de la Force Vitale est réduite et contrainte de travailler dans des conditions difficiles. Mais soyez tranquille, elle fait tout son possible pour vous, toujours, dans les conditions existantes. Si la Force Vitale est incapable de réaliser ses objectifs, elle n'abandonnera pas, pensant la cause perdue, mais elle s'adaptera aux circonstances et fera de son mieux. Donnez-lui carte blanche et elle vous gardera en parfaite santé, limitez-la par une façon de vie irrationnelle et contre nature, et elle essaiera tout de même de vous aider à traverser les difficultés, elle vous servira du mieux qu'elle peut, et ce jusqu'à la fin, malgré votre ingratitude et votre stupidité. Elle se battra pour vous jusqu'au bout.

Le principe de l'adaptation se manifeste sous toutes les formes de vie. Une graine tombe dans une crevasse, quand elle commence à pousser, elle peut soit être contrainte de suivre les formes de la roche, soit, si elle est assez forte, elle pourra briser la roche en deux et pousser normalement. Ainsi, dans le cas de l'Homme, qui a la capacité de vivre et de prospérer dans tous les climats et dans toutes les conditions, la Force Vitale s'est adaptée aux conditions différentes, et si elle était incapable de briser la roche, elle ferait pousser le bourgeon dans une forme quelque peu distordue, mais toujours vivant et robuste.

Aucun organisme ne peut tomber malade s'il respecte les conditions nécessaires à une bonne santé. La santé n'est que la vie dans ses conditions normales, alors que la maladie est la vie avec des anomalies. Les conditions dans lesquelles un homme a grandi jusqu'à maturité, en bonne santé et en étant vigoureux, sont indispensables à la préservation de sa santé et de sa vigueur. Dans de bonnes conditions, la Force Vitale œuvrera pour le mieux, mais dans des conditions défavorables, elle ne pourra pas se manifester correctement et ce que nous appelons plus ou moins maladie en découlera. Nous vivons dans une civilisation qui nous a imposé un mode de vie plus ou moins contre nature, et la Force Vitale a des difficultés à nous aider autant qu'elle le voudrait. Nous ne mangeons, ne buvons, ne dormons, ne respirons ou ne nous vêtons pas de manière naturelle. Nous avons fait des choses que nous n'aurions jamais dû faire, et nous avons ignoré les choses que nous aurions dû faire, nous n'avons plus de Santé en nous, ou du moins, autant que l'on puisse s'approprier.

Nous nous sommes intéressés à la bienveillance de la Force Vitale car c'est un sujet qui est souvent mis de côté par ceux qui n'en ont pas fait l'étude. Elle fait partie de la Philosophie yogi du Hatha Yoga et les yogis lui accordent une grande importance dans leur vie. Ils savent qu'ils ont en la Force Vitale une amie chère et un solide allié, qu'ils laissent agir à sa guise en eux, et qu'ils évitent de déranger autant que possible. Ils savent que la Force Vitale est toujours consciente de leur bien-être et de leur santé, et ils lui accordent la plus grande des confiances.

Le succès du Hatha Yoga réside dans des méthodes pertinentes pour permettre à la Force Vitale d'œuvrer librement et sans entraves, ses méthodes et ses exercices sont en grande partie consacrés à cette fin. Dégager la voie de tout obstacles, et donner la priorité au char de la

Force Vitale sur une route plate et dégagée, voilà l'objectif du Hatha yogi. Suivez ses préceptes et votre corps n'en ira que mieux.

Chapitre 5
Le laboratoire du corps

Ce livre n'est pas un manuel sur la physiologie, mais dans la mesure où la majorité des lecteurs ne semble avoir qu'une vague idée, voire aucune idée, de la nature, des fonctions et des utilisations des différents organes corporels, nous pensons qu'il ne serait pas plus mal de dire quelques mots sur les organes essentiels du corps, ceux qui s'occupent de la digestion et de l'assimilation des aliments pour nourrir le corps et qui font fonctionner le laboratoire du système.

Le premier cran sur l'engrenage de la machine humaine de la digestion que nous allons examiner sont les dents. La nature nous a doté de dents pour mordre dans notre nourriture, pour la broyer en petits morceaux afin qu'ils soient d'une taille et d'une consistance appropriées pour être correctement digérés par la salive et les sucs gastriques. Ensuite, la nourriture, maintenant à l'état liquide, peut être facilement assimilée et absorbée par le corps pour ses qualités nutritives. Cela peut sembler comme une vieille histoire que l'on répèterait inlassablement, mais combien d'entre vous savent réellement pour quelle raison nous sommes dotés de dents ? Les gens engloutissent leur nourriture comme si leurs dents n'étaient que de la décoration, et font, pour la plupart, comme si la Nature leur avait donné un gésier avec lequel ils pouvaient, comme les volailles, broyer et réduire en petits morceaux la nourriture ingurgitée. Souvenez-vous que vos dents servent à quelque chose, et réfléchissez au fait que si la Nature voulait que vous engloutissiez votre nourriture, elle vous aurait doté d'un gésier au lieu de dents. Nous aurons beaucoup de choses à dire au sujet de l'usage approprié des dents, car elles sont en lien étroit avec le principe vital du Hatha Yoga, que vous verrez plus tard.

Le prochain organe que nous allons analyser sont les glandes salivaires. Nous possédons six glandes au total, dont quatre sont situées dans la langue et la mâchoire, et deux se trouvent dans les joues et à l'avant des oreilles, de chaque côté. Leur fonction la plus connue consiste à fabriquer, générer ou sécréter de la salive qui, au besoin, s'écoule par plusieurs canaux à différents endroits de la bouche pour se mélanger à la nourriture qui est en train d'être mastiquée ou mâchée. La nourriture étant réduite en morceaux plus petits, la salive peut alors les imbiber entièrement et agir avec une plus grande efficacité. La salive humidifie la nourriture qui est ainsi plus facilement avalée, mais cela n'est qu'un simple effet résultant de sa véritable fonction : la plus connue étant (mais aussi la plus importante d'après les enseignements de la science occidentale) de provoquer une réaction chimique qui transforme les molécules d'amidon des aliments en sucre, entamant ainsi la première étape de la digestion.

Voici une autre histoire récurrente. Vous connaissez tous la salive, mais combien d'entre vous mange de manière à laisser la Nature mettre en pratique ce pourquoi la salive a été créée ? Vous engloutissez votre nourriture après quelques coups de mâchoire et réduisez à néant les objectifs de la Nature, dans lesquels elle a investi tant d'efforts et pour lesquels elle a fabriqué une machine si délicate et magnifique. Mais la Nature parvient tout de même à se « venger » du dédain et de l'indifférence dont vous faites preuve face à ses plans, la Nature a une très bonne mémoire et vient toujours récolter ses dettes.

Nous ne devons pas oublier la langue, l'amie fidèle à qui on attribue souvent l'ignoble tâche de nous assister pour prononcer des paroles de colère, participer aux commérages, mentir, faire des réflexions, jurer et enfin, et surtout, pour se plaindre.

La langue a une tâche des plus importantes à remplir dans l'alimentation de notre corps. Hormis effectuer un nombre de mouvements mécaniques quand nous mangeons, qui servent à déplacer la nourriture et à la déglutir, il s'agit de l'organe du goût et permet de juger les aliments qui demandent l'accès à l'estomac.

Vous avez négligé l'usage prévu des dents, des glandes salivaires et de la langue, et elles n'ont, par conséquent, pas pu remplir leur part du contrat. Si vous ne leur accordez ne serait-ce que votre confiance et que vous retournez à une manière de manger saine et normale, vous verrez qu'elles vous renverront avec plaisir et joie cette confiance et qu'elles pourront travailler aux meilleures de leurs capacités. Elles sont de bonnes amies et servantes, mais pour donner le meilleur d'elles-mêmes, elles ont besoin d'un peu d'assurance, qu'on croie en elles et qu'on assume nos responsabilités.

Lorsque la nourriture a été mâchée ou mastiquée, elle est avalée après avoir été imbibée de salive et passe dans la gorge jusqu'à l'estomac. La partie inférieure de la gorge, appelée l'œsophage, effectue une contraction musculaire qui pousse les morceaux d'aliments vers le bas, ce mouvement fait partie de ce qu'on appelle la « déglutition ». Le processus qui vise à transformer l'amidon des aliments en sucre, ou glucose, qui est débuté par la salive dans la bouche, continue lorsque la nourriture passe dans l'œsophage et se termine, ou presque, en atteignant l'estomac. C'est un fait qui doit être considéré lors de l'étude des avantages d'une habitude alimentaire réfléchie puisque, si la nourriture est rapidement mâchée et avalée, elle atteindra l'estomac en n'étant que partiellement touchée par la réaction chimique de la salive et sera ainsi dans un état inapproprié pour les étapes suivantes prévues par la Nature.

L'estomac lui-même est tel un sac en forme de poire qui peut se remplir à environ un quart de sa capacité, parfois plus selon les situations. Les aliments entrent dans l'estomac par l'œsophage, dans le côté supérieur gauche, juste en dessous du cœur. Les aliments sortent ensuite de l'estomac par le côté inférieur droit et entrent dans l'intestin grêle grâce à une sorte de valve, une merveilleuse construction qui permet au contenu de l'estomac de la traverser facilement sans pour autant laisser quoique ce soit venant de l'intestin grêle entrer dans l'estomac. Cette valve est connue sous le nom de « sphincter du pylore » ou encore « orifice du pylore », le mot « pylore » étant dérivé du mot grec signifiant « gardien de la porte », et en effet, ce sphincter agit comme un garde très intelligent, toujours à monter la garde, vigilant.

L'estomac est un grand laboratoire de chimie où les aliments subissent des réactions chimiques afin qu'ils puissent être acceptés par le système. Ils sont ensuite transformés en éléments nutritifs qui deviennent du sang riche et rouge qui circule dans tout le corps, construisant, réparant, renforçant et alimentant chaque partie et organes.

L'«intérieur» de l'estomac est recouvert d'une muqueuse délicate qui est composée de minuscules glandes qui s'ouvrent dans l'estomac et autour desquelles se trouve un réseau très fin de petits vaisseaux sanguins constitués de parois très fines. Ces minuscules glandes fabriquent, ou sécrètent, ce merveilleux liquide appelé suc gastrique, un liquide très puissant agissant comme un dissolvant sur la matière azotée des aliments. Il dissout également le sucre, ou glucose, résultant de la transformation de l'amidon par la salive comme nous l'avons décrit précédemment. C'est un liquide assez acide, composé d'une enzyme appelée *pepsine*, son agent actif, qui joue un rôle très important dans la digestion des aliments.

Chez une personne normale et en bonne santé, l'estomac fabrique ou sécrète environ quatre litres de sucs gastriques en vingt-quatre heures, et en utilise autant au cours de la digestion. Lorsque les aliments arrivent dans l'estomac, les petites glandes, mentionnées ci-dessus, déversent une quantité suffisante de sucs gastriques qui se mélangent à la masse d'aliments présente dans l'estomac. L'estomac effectue ensuite une sorte de brassage qui mélange les aliments réduits en bouillie d'avant en arrière et sur les côtés, les tournant et les retournant, les malaxant et les brassant, jusqu'à ce que les sucs gastriques aient complètement imprégné la masse et y soient parfaitement mélangés. L'Esprit Instinctif fait des merveilles dans les mouvements de l'estomac et fonctionne comme un mécanisme bien huilé.

Et si l'estomac reçoit des aliments parfaitement préparés, bien mâchés et correctement mélangés à la salive, la *machine* sera capable de produire un excellent travail. Mais si, comme il est souvent le cas, la nourriture est d'une qualité impropre à l'estomac humain, qu'elle n'a été qu'à moitié mâchée ou engloutie, ou si l'estomac a été «gavé» par son propriétaire trop gourmand, il y aura quelques complications. Dans ces cas-là, au lieu d'une digestion normale, l'estomac sera incapable d'effectuer son travail et il en résultera une *fermentation*, l'estomac deviendra le réceptacle d'une masse en fermentation, en putréfaction et en décomposition, on dit alors qu'il s'agit d'un véritable «bouillon de culture». Si les gens pouvaient seulement imaginer la fosse septique qu'ils entretiennent dans leur estomac, ils arrêteraient d'hausser les épaules et d'avoir l'air si ennuyés à chaque fois qu'on évoque le sujet des habitudes alimentaires saines et rationnelles.

Le ferment de la putréfaction, engendré par des habitudes alimentaires anormales, devient souvent chronique et provoque une maladie qui se manifeste sous les symptômes qu'on appelle «dyspepsie» ou d'autres troubles similaires. Ce ferment reste longtemps dans l'estomac après le repas, et lorsque le repas suivant arrive dans l'estomac, la fermentation continue jusqu'à ce que l'estomac deviennent véritablement un «bouillon de culture» constamment actif. Cette maladie, bien sûr, provient d'un défaut dans le fonctionnement normal de l'estomac, dont la muqueuse devient visqueuse, sensible, fine et fragile. Les glandes deviennent obstruées et tout l'appareil digestif de l'estomac se dégrade et tombe en panne. Dans un tel cas, la nourriture à moitié digérée passe dans l'intestin grêle, contaminée par des acides résultant de la fermentation, ce qui conduit à un système de plus en plus corrompu et mal alimenté.

La masse de nourriture, saturée de sucs gastriques qui ont été déversés, mélangés et malaxés avec elle, sort de l'estomac par l'orifice du pylore dans la partie inférieure droite de l'estomac et entre dans l'intestin grêle.

L'intestin grêle est un canal semblable à un tube astucieusement enroulé sur lui-même afin d'occuper relativement un minimum d'espace alors qu'il mesure en réalité environ sept mètres de long. Sa muqueuse est recouverte d'un revêtement velu, réparti comme des plis en forme de tablettes sur la majorité de sa longueur et qui effectue une sorte de mouvement de «contraction», berçant d'avant en arrière dans les fluides intestinaux, ralentissant le passage des aliments et créant une plus grande surface pour la sécrétion et l'absorption. Ce revêtement velu de la muqueuse est créé par une multitude de minuscules protubérances, comme sur la surface d'une peluche, qu'on appelle les «villosités» intestinales. Je vous expliquerai leur rôle un peu plus loin.

Dès que la nourriture entre dans l'intestin grêle, elle entre en contact avec un liquide qu'on appelle la *bile*, qui l'imbibe et se mélange complètement avec elle. La bile est une sécrétion du foie, qui est stockée et prête à l'emploi dans un sac robuste appelé la *vésicule biliaire*. Son rôle est d'aider les sucs pancréatiques à préparer l'absorption des matières grasses des aliments, d'assister dans la prévention de la décomposition et de la putréfaction de la nourriture au cours de son passage dans l'intestin grêle, et de neutraliser les sucs gastriques qui ont déjà fait leur travail. Les sucs pancréatiques sont sécrétés par le pancréas, un organe allongé situé juste derrière l'estomac, son rôle est de digérer les matières grasses des aliments et de permettre leur absorption par les intestins ainsi que d'autres éléments nutritifs. Environ un litre et demi est quotidiennement utilisé au cours de la digestion.

Les centaines de milliers de «poils» de peluche sur le revêtement velu de l'intestin grêle (mentionnés ci-dessus) que nous appelons «villosités», maintiennent un mouvement de va-et-vient régulier pour déplacer les aliments semi-liquides et mous le long de l'intestin grêle. Elles sont toujours en mouvement et absorbent les éléments nutritifs contenus dans la masse d'aliments pour les diffuser au système.

Les différentes étapes selon lesquelles les aliments sont transformés en sang et transportés à toutes les parties du système sont les suivantes : la mastication, la déglutition, la digestion dans l'estomac, la digestion intestinale, l'absorption, la circulation et l'assimilation. Revoyons rapidement chacune d'entre elles afin de ne pas les oublier.

1. La mastication est effectuée par les dents (où l'on mâche les aliments). Les lèvres, la langue, les joues participent également à cette tâche. Les aliments sont réduits en petits morceaux qui sont plus facilement imbibés par la salive.

2. La salivation est le processus de saturation de la nourriture mâchée avec de la salive qui est produite par les glandes salivaires. La salive digère l'amidon des aliments cuits, le transformant en dextrine puis en glucose, le rendant alors soluble. La transformation chimique est possible grâce à l'action de la ptyaline présente dans la salive, qui agit comme un ferment et qui modifie la composition chimique des substances avec lesquelles elle a une affinité.

3. La digestion est effectuée dans l'estomac et l'intestin grêle, elle
    consiste à transformer la masse des aliments en produit pouvant
    être absorbé et assimilé. La digestion débute lorsque la nourri-
    ture entre dans l'estomac. Les sucs gastriques se déversent alors
    copieusement et se mélangent et imbibent la masse d'aliments,
    ils dissolvent les tissus conjonctifs des protéines, libèrent les
    graisses de leur enveloppe, les décomposent et transforment
    l'albumine, présente dans la viande maigre ou le gluten de blé
    ou le blanc d'œuf, en peptone qui peut ainsi être absorbée et
    assimilée. La transformation provoquée par la digestion dans
    l'estomac est effectuée par l'action chimique d'un composé or-
    ganique contenu dans le suc gastrique, appelé la pepsine, en plus
    des éléments acides du suc gastrique.

Alors que la digestion est en cours dans l'estomac, la partie liquide de
la masse des aliments, celle qui est entrée dans l'estomac déjà à l'état
liquide après avoir été bue, ainsi que les liquides libérés par la nourriture
solide lors de la digestion, sont rapidement assimilés par les absorbants
de l'estomac et sont transportés dans le sang, tandis que les aliments
plus solides sont brassés par l'action musculaire de l'estomac, comme cité
précédemment. Au bout de trente minutes environ, les parties solides de
la masse d'aliments sortent lentement de l'estomac sous la forme d'une
substance grisâtre et crémeuse, appelée *chyme*, un mélange des sucres et
des sels des aliments, d'amidon transformé ou glucose, d'amidon ramolli,
de graisse décomposée, de tissus conjonctifs et de peptone.

Le chyme sort de l'estomac et entre dans l'intestin grêle, comme expliqué ci-dessus, et entre en contact avec les sucs pancréatiques et intestinaux et la bile, ce qui enclenche la digestion intestinale. Ces sucs
dissolvent la plupart des aliments qui n'ont pas encore été ramollis. La
digestion intestinale précipite le chyme en trois substances : (1) La peptone, provenant de la digestion de l'albumine ; (2) Le chyle, suite à la
digestion des graisses ; (3) Le glucose, par la transformation de l'amidon
des aliments. Ces substances sont, en majorité, transportées dans le sang

et en font ensuite partie. Pendant ce temps, les aliments non digérés sortent de l'intestin grêle par une valve ressemblant à une trappe et entrent dans le gros intestin, appelé colon, dont nous allons bientôt parler.

L'absorption est le processus par lequel les éléments nutritifs susmentionnés, résultant de la digestion, sont collectés par les veines et les chylifères par endosmose. L'eau et les liquides extraits de la masse d'aliments par la digestion dans l'estomac sont rapidement absorbés et transportés par le sang de la veine porte jusqu'au foie. La peptone et le glucose de l'intestin grêle atteignent également la veine porte du foie à travers les vaisseaux sanguins des villosités intestinales dont nous avons parlé. Ce sang atteint le cœur après être passé par le foie où il a subit un processus que j'expliquerai lorsque nous discuterons du foie. Le chyle, qui est le produit restant de la masse d'aliments des intestins après que la peptone et le glucose aient été collectés et transportés jusqu'au foie, est aussi collecté et passe par les chylifères dans le conduit thoracique, il est graduellement acheminé par le sang, ce que je décrirai plus en détails dans notre chapitre sur la Circulation. Dans ce chapitre, j'expliquerai comment le sang transporte les nutriments, provenant de la digestion des aliments, à toutes les parties du corps, alimentant chaque tissus, cellule, organe et divise les éléments avec lesquels il se construit et se répare, permettant ainsi au corps de grandir et de se développer.

Le foie sécrète la bile qui est transportée jusqu'à l'intestin grêle, comme nous l'avons vu. Il accumule également une substance appelée glycogène qui est formé dans le foie à partir des éléments digérés apportés par la veine porte (mentionnée ci-dessus). Le glycogène est emmagasiné dans le foie et est ensuite transformé petit à petit, entre les digestions, en glucose ou une substance similaire au dextrose. Le pancréas sécrète les sucs pancréatiques qui sont déversés dans l'intestin grêle afin d'assister à la digestion intestinale, où il agit principalement sur les matières grasses des aliments. Les reins sont situés dans la région lombaire, derrière les intestins. Ils sont au nombre de deux et ont une forme d'haricot. Ils purifient le sang en éliminant les toxines, appelée urée, et d'autres déchets. Le liquide sécrété par les reins est transporté par deux tubes, appelés uretères, jusqu'à la vessie. La vessie est située dans le bassin et sert de réservoir pour l'urine, qui est composée de déchets liquides transportant les éléments rejetés par le système.

Avant de conclure sur ce sujet, nous souhaitons attirer l'attention de nos lecteurs sur le fait que lorsque la nourriture entre dans l'estomac et l'intestin grêle sans avoir été proprement mâchée et imbibée de salive (et que les dents et les glandes salivaires n'ont pas eu la chance de faire leur travail correctement), cela interfère et gêne la digestion, les organes digestifs sont débordés et sont incapables de remplir leur fonction. Cela reviendrait à demander à un groupe d'ouvriers de faire leur travail en plus du travail qui aurait dû être effectué par un autre groupe, c'est demander au mécanicien d'une locomotive à vapeur d'effectuer le travail du chauffeur en plus de son travail, d'alimenter le feu et de conduire la locomotive sur une route dangereuse en même temps. Les absorbants de l'estomac et des intestins doivent absorber *quelque chose*, c'est leur tâche, et si vous ne leur procurez par les bons éléments, ils absorberont la masse en fermentation et en putréfaction dans l'estomac et la feront passer dans le sang.

Le sang transporte ces éléments de mauvaises qualités à toutes les parties du corps, dont le cerveau. Il n'est alors pas étonnant que les gens se plaignent de crise de foie, de maux de tête, etc., alors qu'ils s'empoisonnent de la sorte.

Chapitre 6
Le fluide vital

Dans le chapitre précédent, nous vous avons donné un aperçu de la manière dont les aliments ingérés se transformaient et se décomposaient petit à petit en substances pouvant être absorbées et transportées par le sang qui distribuait ces nutriments à tout le système, servant ainsi à la construction, à la réparation et au renouvellement de plusieurs parties du corps physique de l'homme. Dans ce chapitre, nous allons vous décrire brièvement le rôle du sang.

Les nutriments provenant des aliments digérés sont emportés par la circulation et se transforment en sang. Le sang circule par les artères jusque dans chaque cellule et tissus du corps afin d'y effectuer des constructions et des réparations. Il retourne ensuite dans les artères, emportant avec lui les cellules dégénérées et d'autres déchets du système de sorte qu'ils soient rejetés par les poumons ou d'autres organes remplissant ce rôle d'« évacuation ». Ce flux sanguin allant et venant du cœur est ce qu'on appelle la Circulation.

Le moteur qui fait fonctionner ce merveilleux système de la machine physique est, bien entendu, le Cœur. Nous n'allons pas décrire le cœur mais à la place, nous allons vous parler de son rôle.

Reprenons là où nous avions terminé le chapitre précédent, à savoir lorsque les nutriments contenus dans les aliments sont absorbés dans le sang qui arrive dans le cœur pour ensuite être renvoyé par celui-ci afin d'alimenter le corps.

Le sang débute son voyage dans les artères, plusieurs canaux élastiques divisés et subdivisés, où les canaux principaux alimentent les canaux plus secondaires qui alimentent à leur tour les canaux plus petits et ainsi de suite jusqu'à atteindre les capillaires. Les capillaires sont des vaisseaux sanguins très fins qui mesurent environ huit micromètres de diamètre. Leur nom vient de leur ressemblance à des cheveux très fins. Les capillaires pénètrent les tissus en un réseau arborescent, transportant le sang en étant en contact avec toutes les parties du corps. Leur paroi est extrêmement fine, permettant ainsi aux nutriments du sang de les traverser pour être absorbés par les tissus. Les capillaires ne font pas que transmettre les nutriments transportés par le sang, elles ramènent le sang vers le cœur (comme nous allons le voir maintenant), elles s'occupent du bien être du système en allant également absorber les nutriments des aliments des villosités intestinales (décrites dans le chapitre précédent).

Revenons-en aux artères. Elles conduisent, depuis le cœur, le sang rouge, pur et riche en éléments nutritifs indispensables à la vie, et le distribuent via des gros canaux aux plus petits, puis des canaux plus petits aux canaux minuscules, jusqu'à enfin atteindre les très fines capillaires pour que les tissus absorbent alors les nutriments et les utilisent pour la construction, effectuée très habilement par les merveilleuses petites cellules du corps (nous reparlons bientôt du travail de ces cellules). Le sang, après avoir prodigué ses nutriments, retourne vers le cœur, emportant avec lui les déchets, les cellules mortes, les tissus dégénérés et d'autres rejets du système. Son chemin inverse débute au niveau des capillaires, mais il ne s'effectuera pas via les artères. Le sang passera par un aiguillage qui le conduira à de petites veinules du système veineux (littéralement système des « veines »), à partir desquelles il passera dans les grosses veines et ira jusqu'au cœur. Cependant, avant qu'il n'atteigne les artères pour effectuer à nouveau son circuit, il subit une transformation. Le sang se rend dans l'incinérateur des poumons afin de brûler et de se débarrasser de ses déchets et impuretés. Nous parlerons plus en détails du travail effectué par les poumons dans un prochain chapitre.

Avant de continuer, cependant, nous devons préciser qu'il existe un autre liquide qui circule dans le système. Ce liquide est appelé la Lymphe et a une composition similaire au sang. Elle contient quelques éléments du sang qui proviennent des parois des vaisseaux sanguins ainsi que certains déchets du système. Une fois ces déchets purifiés et « transformés » par le système lymphatique, ils pénètrent à nouveau dans le sang pour être réutilisés. La lymphe circule dans des canaux semblables à de fines veines, mais si petites qu'elles ne peuvent être observées à l'œil nu à moins d'y injecter du mercure. Ces canaux se déversent dans plus-ieurs grosses veines, et la lymphe se mélange alors au sang pauvre qui retourne vers le cœur. Le «Chyle», après avoir quitté l'intestin grêle (voir le chapitre précédent) se mélange à la lymphe dans les parties in-férieures du corps, et pénètre ainsi dans le sang, tandis que les autres nutriments des aliments digérés passent par la veine porte et le foie de sorte que, bien qu'ils aient emprunté des chemins différents, ils se re-trouvent dans le sang périphérique.

Vous voyez ainsi que le sang est l'élément du corps qui, directement ou non, alimente en nutriments et en vie toutes les parties du corps. Si le sang est pauvre, ou que la circulation est faible, l'alimentation de certaines parties du corps sera insuffisante et conduira à la maladie. Le sang constitue environ un dixième du poids d'un homme. Sur cette quantité, environ un quart est distribué entre le cœur, les poumons, les artères et les veines, un quart dans le foie, un quart dans les muscles et le dernier quart est distribué aux organes et tissus restant. Le cerveau utilise environ un cinquième du volume total sanguin.

Souvenez-vous toujours que le sang est fait de ce que vous mangez, et de la manière dont vous mangez. Vous pourrez avoir un sang de la meilleure qualité et en grande quantité, si vous choisissez les meilleurs aliments et mangez comme la Nature l'avait prévu. Ou alors, vous aurez un sang pauvre et en faible quantité si vous vous accordez bêtement un appétit anormal et l'ingestion (qui ne mérite pas d'être appelée ainsi) inappropriée de n'importe quel aliment. Le sang est la vie, et vous fab-riquez ce sang, voilà en résumé où se porte la question.

À présent, passons à l'incinérateur des poumons, et voyons ce qui ar-rive à ce sang bleu, impur et veineux, qui revient des parties du corps en étant chargé d'impuretés et de déchets. Allons voir de plus près cet incinérateur.

Chapitre 7
L'incinérateur du système

Les organes respiratoires se composent des poumons ainsi que des voies respiratoires qui mènent à eux. Nous possédons deux poumons, situés dans la cavité pleurale du thorax, dont un de chaque côté de la ligne médiane (médiastin) et étant séparés par le cœur, les vaisseaux sanguins et les conduits plus gros qui apportent l'air. Chaque poumon n'est rattaché qu'à sa racine, qui se constitue principalement des bronches, des artères et des veines le connectant à la trachée et au cœur. Les poumons sont spongieux, poreux et leur tissu est très élastique. Ils sont entourés d'un sac soigneusement conçu mais résistant appelé l'espace pleural, dont l'une des parois est accolée au poumon et l'autre à la paroi interne du thorax, et où est sécrété un liquide permettant aux parois internes de se frotter l'une contre l'autre sans accroc au cours de la respiration.

Les voies respiratoires sont le nez, le pharynx, la trachée et les bronches. Quand nous respirons, nous aspirons de l'air par le nez qui se réchauffe au contact de la muqueuse, alimentée par une grande quantité de sang. Ensuite, après que l'air soit passé par le pharynx et le larynx, il passe par la trachée qui se subdivise en plusieurs tubes appelés bronches, elles-mêmes divisées en minuscules tubes éparpillés dans les millions de petits espaces se trouvant dans les poumons. Un auteur a affirmé que si les alvéoles des poumons étaient étalées sur une surface plane, elles recouvreraient une surface de 75 à 200 mètres carrés.

L'air est aspiré dans les poumons par l'action du diaphragme, qui est un muscle puissant, imposant et plat, semblable à un drap qui traverse la poitrine et sépare la cage thoracique de l'abdomen. L'action du diaphragme est presque aussi automatique que celle du cœur, bien qu'il puisse devenir un muscle dont la contraction est semi-volontaire. Lorsqu'il se contracte, il augmente la taille du thorax et des poumons, permettant à l'air d'être aspiré par le vide ainsi créé. Quand il se relâche, le thorax et les poumons sont comprimés et l'air est expulsé.

Avant d'analyser ce qui arrive à l'air contenu dans les poumons, intéressons-nous à la circulation du sang. Le sang, comme vous le savez, est mis en mouvement par le cœur, il circule dans les artères jusqu'aux capillaires, atteignant ainsi toutes les parties du corps qu'il revigore, alimente et renforce. Puis, au moyen des capillaires, il retourne par un autre chemin, les veines, jusqu'au cœur où il est dirigé vers les poumons.

Le sang rouge et riche entame son voyage artériel, débordant d'éléments vitaux. Il retourne par la voie veineuse, appauvri, bleu et usé, rempli des déchets du système. Il part telle la rivière fraîche qui dévale les montagnes, et revient en eaux usées des égouts. Ce flux, rempli d'impuretés, entre dans l'oreillette droite du cœur. Quand celle-ci est remplie, elle se contracte et force le flux sanguin dans une ouverture du ventricule droit du cœur, qui à son tour l'envoie dans les poumons où il est distribué aux alvéoles pulmonaires (évoquées précédemment) par des millions de vaisseaux sanguins extrêmement fins. Revenons-en à présent aux poumons.

Le flux sanguin, rempli d'impuretés, est ensuite distribué entre les millions d'alvéoles pulmonaires. L'air est aspiré et l'oxygène qu'il contient entre en contact avec le sang impur à travers les fines parois des petits vaisseaux sanguins des poumons, leur paroi étant assez épaisse pour contenir le sang, mais assez fine pour permettre à l'oxygène de les pénétrer. Après que le sang soit entré en contact avec l'oxygène, une sorte de combustion se produit, l'oxygène est absorbé dans le sang qui rejette les gaz carboniques produits par les déchets et les toxines du système qui s'y étaient accumulés. Le sang, alors purifié, oxygéné et à nouveau rouge et riche en éléments vitaux, est ramené vers le cœur. Il entre dans l'oreillette gauche du cœur avant d'être expulsé dans le ventricule gauche, d'où il est à nouveau forcé de sortir par les artères pour apporter la vie à toutes les parties du système. D'après les estimations, au cours d'une journée de vingt-quatre heures, environ 20 000 litres de sang circulent dans les capillaires pulmonaires, les globules sanguins, circulant les uns derrière les autres, sont exposés à l'oxygène de l'air sur leurs deux surfaces. Quand on pense à la précision infime de ce processus, on est obligé d'admirer et d'être émerveillé par l'intelligence et l'attention portée par la Nature.

Nous comprenons ainsi que si une quantité insuffisante d'air pur arrive dans les poumons, le flux de sang veineux impur ne pourra pas être purifié, et par conséquent, non seulement le corps ne sera plus alimenté, mais les déchets, qui auraient dû être détruits, seront renvoyés dans la circulation et empoisonneront le système, menant à la mort. Un air impur agit de la même manière, mais dans une moindre mesure. Nous voyons également que si l'on ne respire pas suffisamment d'air, le sang ne pourra pas remplir son rôle, ce qui résultera à un corps mal alimenté et à la maladie, ou à un mauvais état de santé. Une personne qui ne respire pas correctement aura un sang qui, bien sûr, sera d'une couleur sombre et bleuâtre, dépourvu de ce rouge vif du sang artériel pur. Cela démontre souvent une mauvaise mine. Une respiration appropriée, et donc une bonne circulation, donnent un teint clair et propre.

En y réfléchissant quelque peu, vous prendrez conscience de l'importance vitale d'une respiration correcte. Si le sang n'est pas complètement purifié par le processus régénérateur des poumons, il retournera aux artères dans un état anormal, n'étant purifié et nettoyé qu'à moitié des impuretés qu'il a emmagasinées sur son chemin de retour. Ces impuretés, si elles retournent au système, se manifesteront certainement par une maladie, une maladie du sang ou une maladie résultant du mauvais fonctionnement d'un organe ou d'un tissus mal alimenté.

Le sang, quand il est correctement exposé à l'air dans les poumons, est non seulement nettoyé de ses impuretés et de son gaz carbonique, mais il absorbe une certaine quantité d'oxygène qu'il transporte à toutes les parties du corps, l'oxygène étant indispensable à la Nature pour qu'elle effectue correctement son travail. Lorsque l'oxygène entre en contact avec le sang, il se fixe sur l'hémoglobine pour ensuite être transporté à toutes les cellules, tissus, muscles et organes afin de les revigorer, de les renforcer en remplaçant les cellules et les tissus abîmés par de nouveaux éléments qui seront utilisés par la Nature. Le sang artériel, correctement exposé à l'air, est constitué d'environ 25 pour cent d'oxygène.

L'oxygène ne fait pas que revigorer toutes les parties du corps, la digestion dépend elle-aussi sensiblement de la quantité d'oxygénation des aliments, qui n'est possible que par le contact de ces aliments avec le sang pour produire une certaine combustion. Par conséquent, il est nécessaire qu'une quantité suffisante d'oxygène soit présente dans les poumons. Cela explique que des poumons fragiles et une mauvaise digestion aillent souvent de paire. Pour bien comprendre ce que cela implique, il ne faut pas oublier que le corps entier est alimenté par la nourriture qu'il ingère, et qu'une mauvaise assimilation équivaut toujours à un corps mal nourri. Même les poumons dépendent de cette source d'alimentation, et si à cause d'une mauvaise respiration l'assimilation ne peut se faire correctement, les poumons seront fragilisés, ils continueront à fonctionner et le corps sera encore plus affaibli. Chaque particule de nourriture et de liquide doit être oxygénée pour qu'elle puisse produire les nutriments appropriés et que les déchets du système puissent ensuite être décomposés pour être détruits par le système. Un manque d'oxygène signifie une mauvaise nutrition, une mauvaise respiration et une mauvaise santé. Assurément, « le souffle est la vie. »

La combustion qui se produit par le changement dans les déchets génère de la chaleur et équilibre la température corporelle. Les personnes qui ont une bonne respiration sont rarement « frileux » et ont souvent une grande quantité de bon sang chaud qui leur permet de résister aux changements de températures extérieures.

En plus des processus importants mentionnés ci-dessus, la respiration exerce les organes internes et les muscles, chose que les auteurs occidentaux négligent souvent de préciser sur ce sujet, mais dont les yogis mesurent pleinement l'importance.

Une mauvaise respiration, ou une respiration artificielle, n'utilise qu'une partie des alvéoles, le reste des capacités pulmonaires restant inutilisées, le système souffre alors proportionnellement de la déficience en oxygène. Les animaux inférieurs, dans leur état naturel, respirent normalement, et l'homme primitif en faisait sûrement de même. L'homme civilisé ayant adopté une manière de vie anormale (cette menace qui traque nos civilisations), il a perdu son habitude naturelle à la respiration, et l'humanité n'a cessé de souffrir de cette perte. Le seul salut physique pour l'homme est donc de « retourner à la Nature ».

Chapitre 8
L'alimentation

Le corps humain est constamment en changeant. Les atomes constituant les os, les tissus, la chair, les muscles, les graisses et les fluides s'usent en permanence et sont éliminés du système, de nouveaux atomes sont tout le temps fabriqués dans le merveilleux laboratoire du corps et envoyés pour remplacer ceux abîmés ou qui ont été jetés.

Imaginons le corps physique de l'homme et son mécanisme comme une plante, et en effet, ils sont très similaires dans leur nature. Qu'est-il nécessaire à la plante pour qu'elle évolue de la graine au germe, et du germe à la plante avec ses fleurs, graine et fruit ? La réponse est simple : de l'air pur, de la lumière, de l'eau et un sol fertile. Elle doit avoir toutes ces choses pour grandir en bonne santé jusqu'à sa maturité. Et le corps physique de l'Homme n'est pas différent, il a besoin de toutes ces choses pour être en bonne santé, fort et normal. Souvenez-vous de ces conditions : l'air pur, la lumière, l'eau et la nourriture. Nous discuterons de ces conditions dans les prochains chapitres, mais considérons tout d'abord la nourriture.

Tout comme la plante grandit doucement mais sans interruption, le grand système qui se charge de jeter les éléments usés pour les remplacer par de nouveaux éléments fonctionne lui aussi sans relâche, jour et nuit. Nous ne sommes pas conscients de ce travail phénoménal puisqu'il est rattaché à la grande part inconsciente de la nature de l'Homme, il s'agit d'une tâche effectuée par l'Esprit Instinctif.

Le corps dans son ensemble, toutes ses parties, dépendent de ce renouvellement constant des éléments pour sa santé, sa force et sa vigueur. Si ce renouvellement venait à s'arrêter, le corps se désintégrerait et mourrait. Le remplacement des éléments abîmés et qui ont été jetés est indispensable à notre organisme et, par conséquent, est la première chose à prendre en compte lorsqu'on pense à l'Homme en Bonne Santé.

L'axe central de ce sujet de l'alimentation dans la Philosophie du Hatha Yoga est l'« ALIMENTATION ». Ce mot est écrit en majuscules pour que vous puissiez l'imprimer dans votre esprit. Nous voulons que nos étudiants associent l'idée de la Nourriture à celle de l'Alimentation.

Pour le Yogi, la nourriture n'est pas quelque chose qui ravit le palais anormal, mais plutôt, et avant tout, l'*alimentation*, puis, l'ALIMENTATION et enfin, l'ALIMENTATION. L'alimentation en premier, en dernier et toujours.

Pour beaucoup d'occidentaux, le yogi idéal est une personne mince, terne, rachitique, affamée, décharnée, qui pense si peu à la nourriture qu'il peut passer des jours sans manger, une personne qui considère la nourriture comme étant trop « matérielle » pour sa « nature spirituelle ». Loin de là. Les yogis, du moins ceux qui ont de solides connaissances sur le Hatha Yoga, considèrent l'Alimentation comme leur premier devoir envers leur corps, ils sont toujours soucieux de garder leur corps correctement nourri afin que les éléments usés et qui ont été jetés soient proportionnellement remplacés par des éléments neufs et dispos.

Il est vrai que le yogi n'est pas un gros mangeur, et il n'est que peu disposé aux repas riches et raffinés. Au contraire, il sourit face à l'idiotie de ces choses et mange son repas simple et nutritif, sachant qu'il obtiendra toute l'alimentation, sans les déchets et les matières nuisibles contenus dans les repas plus recherchés de son frère qui ignore ce qu'est réellement la nourriture.

Une maxime du Hatha Yoga est la suivante : « Ce n'est pas ce que mange un homme, mais la quantité qu'il absorbe, qui le nourrit. » Il y a une parole de sagesse dans cette vieille maxime, et elle contient ce que les auteurs sur le sujet de la santé ont tenté d'exprimer dans tous leurs écrits.

Nous vous montrerons plus loin la méthode yogi pour extraire le maximum de nutriments à partir d'une quantité minimum de nourriture. La méthode yogi se situe au milieu du chemin, les deux côtés extrêmes de ce chemin correspondant, respectivement, aux deux écoles occidentales, à savoir les « gaveurs » et les « faméliques », qui clament chacune haut et fort les mérites de leur propre culte et dénoncent ceux du culte adverse. Le simple yogi peut s'excuser de sourire amicalement aux querelles opposant ces deux écoles : Alors que l'une prêche la nécessité d'une alimentation suffisante et enseigne que le «gavage» est une condition pour l'obtenir. Pour l'autre, le «gavage» et le fait de trop manger sont des aberrations, mais sans pour autant avoir d'autre solution à offrir que de s'affamer par des jeûnes longs et continus qui, bien entendu, affaiblissent la plupart de ses adeptes, leur sapent leur vitalité et entraînent même leur mort.

Pour le yogi, les maux de la malnutrition d'un côté, et le fait de trop manger de l'autre, n'existent pas. Ces questions ont été répondues il y a des siècles auparavant par ses aînés yogis, dont les noms ont presque été oubliés par leurs adeptes d'aujourd'hui.

Souvenez-vous s'il vous plaît, une bonne fois pour toute, que le Hatha Yoga ne prône pas de s'affamer, mais au contraire, sait et enseigne qu'aucun corps humain ne peut être fort et en bonne santé s'il n'est pas correctement nourri en ingérant et en absorbant suffisamment de nourriture. Beaucoup de personnes fragiles, faibles et nerveuses doivent leur manque de vitalité et leur état maladif à une alimentation insuffisante.

Souvenez-vous également que le Hatha Yoga considère comme ridicule la théorie selon laquelle l'Alimentation s'effectue en se «gavant», en s'empiffrant ou en mangeant en trop grande quantité, et s'ébahit et prend en pitié ces caractéristiques de gloutonnerie, ne voyant rien d'autre dans ces pratiques que la manifestation typique d'un porc malpropre, absolument indigne de l'homme développé.

Pour le yogi, l'Homme doit manger pour vivre, et non vivre pour manger.

Le yogi est un épicurien plutôt qu'un gourmand, puisqu'en mangeant la plus simple des nourritures il a cultivé et encouragé ses goûts naturels et normaux de sorte que sa faim attribue à ces simples mets un plaisir qu'il recherchera, mais qui ne sera pas obtenu par ceux qui traquent les riches et opulentes spécialités du chef. Lorsqu'il mange en ayant l'Alimentation comme motivation principale, il parvient à faire de sa nourriture un plaisir inconnu de son frère qui méprise la cuisine simple.

Dans le chapitre suivant, nous parlerons de la Faim et de l'Appétit, deux attributs différents du corps physique, bien que la plupart des gens ne puissent les distinguer.

Chapitre 9
La différence entre la Faim et l'Appétit

Nous l'avons précisé dans la conclusion du chapitre précédent, la faim et l'appétit sont deux attributs complètement différents du corps humain. La faim est la demande normale en nourriture, l'appétit est une envie anormale. La faim est tel le rose sur les petites joues d'un enfant, l'appétit, lui, est semblable au visage fardé d'une femme à la mode. Et pourtant, la plupart des personnes emploient les deux termes comme s'ils avaient la même signification. Allons voir où se situe la différence.

Il est assez difficile d'expliquer à un adulte ordinaire les sensations respectives, ou les symptômes, de la faim et de l'appétit puisque la majorité d'entre eux ont eu leur goût naturel, ou leur instinct de faim, si corrompu par l'appétit qu'ils n'ont pas ressenti de véritable sensation de faim depuis des années et qu'ils ont oublié ce que c'était. Et il est aussi difficile de décrire une sensation à moins de pouvoir évoquer le souvenir passé de la même, ou d'une sensation similaire, dans l'esprit de son audience. On peut décrire un son à une personne bien entendante en le comparant à quelque chose qu'elle aurait déjà entendu, mais imaginez la difficulté à faire comprendre l'idée intelligible d'un son à un homme né « sourd comme un pot », ou de décrire une couleur à un homme né aveugle, ou de donner une description compréhensible d'une odeur à une personne née sans odorat.

Pour celui qui s'est libéré de la servitude de l'appétit, les sensations respectives de la faim et de l'appétit sont bien différentes et se distinguent sans aucune difficulté. L'esprit d'une telle personne comprend parfaitement la signification précise de ces deux termes. Mais pour l'homme « civilisé » ordinaire, la « faim » est à l'origine de l'« appétit » qui résulte lui-même de la faim. Ces deux mots sont mal employés. Nous allons vous donner quelques exemples familiers :

Considérons la soif. Nous connaissons tous la sensation de soif, bonne et naturelle qui réclame une gorgée d'eau fraiche. On la ressent dans la bouche et la gorge, et ne peut être comblée qu'avec ce que la Nature avait prévu pour elle : de l'eau fraiche. Voyez-vous, cette soif naturelle est comparable à la faim naturelle.

Quelle est la différence entre cette soif naturelle et l'envie de boissons pétillantes aromatisées et sucrées comme les soda, etc., et comment est-elle différente de l'envie de boissons alcoolisées comme la bière ou les liqueurs, etc., une fois qu'on y a pris goût ? Est-ce que vous voyez où je veux en venir ?

On entend des gens dire qu'ils ont « grand'soif » d'un verre de soda, et d'autres « grand'soif » d'un verre de whisky. Mais si ces personnes avaient réellement soif ou autrement dit, si la Nature réclamait réellement des liquides, ils chercheraient avant tout de l'eau pure, et l'eau pure serait ce qui calmerait au mieux leur soif. Mais non ! L'eau ne satisferait pas cette soif de soda ou de whisky. Pourquoi donc ? Tout simplement parce qu'il s'agit d'une envie d'un appétit qui n'est pas une soif naturelle mais qui est, bien au contraire, un appétit anormal, un goût corrompu. L'appétit a été créé, c'est une habitude acquise, qui affirme sa domination. Vous remarquerez que les victimes de ces « soifs » anormales ressentiront parfois une véritable soif, où seule l'eau sera recherchée et les autres envies de l'appétit seront ignorées. Réfléchissez un instant, cela ne vaut-il pas également pour vous ? Il ne s'agit pas d'un cours sur la consommation de boissons fantaisistes, ou un sermon sur la modération, mais seulement un exemple de la différence entre l'instinct naturel et une habitude acquise, ou l'appétit. L'appétit est une habitude acquise de manger ou de boire, et n'a que très peu de chose en commun avec la véritable faim ou soif.

Un homme prend goût au tabac sous toutes ses formes, ou à l'alcool, ou aux chewing-gums, ou à l'opium, la morphine, la cocaïne et les drogues similaires. Et un appétit, une fois acquis, devient, au contraire, plus fort que la demande naturelle pour la nourriture ou la boisson, comme nous savons que des hommes se sont laissés mourir de faim parce qu'ils avaient dépensé tout leur argent dans l'alcool ou les narcotiques. Les hommes ont vendu les vêtements de leurs enfants pour un verre, ils ont volé et même tué pour satisfaire leur appétit pour les narcotiques. Et pourtant, qui oserait appeler cette terrible envie de l'appétit « la faim » ? Nous continuons malgré tout à parler et à considérer ces envies de remplir notre estomac comme de la faim, alors que la plupart de ces envies sont autant un symptôme de l'appétit que l'envie ou le désir d'alcool et de drogues.

L'animal inférieur a une faim naturelle jusqu'à ce qu'il soit corrompu par le contact avec l'homme (ou la femme) qui le tente avec des sucreries et confiseries similaires, appelées à tort nourriture. Le jeune enfant possède la faim naturelle jusqu'à ce qu'il soit corrompu de la même manière. Chez l'enfant, la faim naturelle est plus ou moins remplacée par les appétits acquis, leur degré dépendant grandement de la richesse de ses parents : plus ils sont riches, plus il acquerra de faux appétits. Et en grandissant, il oubliera ce qu'était la véritable faim. En fait, les gens parlent de la faim comme d'une chose inquiétante, plutôt que d'un instinct naturel. Des hommes partent parfois faire du camping et le grand air, l'exercice, la nature leur redonnent ce goût de la véritable faim et ils mangent comme des écoliers avec un plaisir qu'ils n'avaient pas connu depuis des années. Ils ont véritablement « faim », et ils mangent parce qu'ils le doivent et non par simple habitude, comme ils le font quand ils sont chez eux et qu'ils se gavent inlassablement.

Nous avons lu récemment qu'un groupe de personnes fortunées avait fait naufrage au cours d'une croisière sur un yacht. Ils ont dû vivre d'une piètre subsistance pendant dix jours. Après leur sauvetage, ils avaient cette apparence rosie de santé, les yeux brillants, des personnes qui possèdent le cadeau inestimable d'une faim bonne et naturelle. Quelques membres du groupe souffraient d'indigestion depuis des années, mais suite à cette expérience de dix jours avec une nourriture rare et limitée, ils avaient été totalement guéris de leur problème d'indigestion ainsi que d'autres maladies. Ils avaient pu se nourrir correctement et s'étaient débarrassés des déchets du système qui les empoisonnaient. À savoir s'ils sont « encore guéris », cela dépend de s'ils ont à nouveau confondu la faim avec l'appétit.

La soif, semblable à la faim naturelle, se manifeste par les nerfs de la bouche et de la gorge. Quand une personne a faim, la pensée ou l'évocation de nourriture provoque une sensation particulière dans la bouche, la gorge et les glandes salivaires. Ces nerfs manifestent une sensation particulière, la salive commence à être sécrétée et toute la région montre une envie de travailler. L'estomac ne présente aucun symptôme, et est très en retrait dans ces moments-là. On sent que le « goût » d'une nourriture saine et de bonne qualité nous donnerait un grand plaisir. Il n'y a aucune sensation de faiblesse, de vide, de tiraillement, de « gouffre », etc., dans la région de l'estomac. Ces derniers symptômes sont tous caractéristiques de l'habitude de l'appétit, qui insiste pour que cette habitude soit conservée. Aviez-vous remarqué que les habitudes de boisson présentaient les mêmes symptômes ? Les envies et cette sensation de « gouffre » sont caractéristiques de ces deux formes d'appétits anormaux. L'homme qui veut fumer, ou chiquer, ressent la même chose.

Un homme se demande souvent pourquoi il ne peut pas ressentir les plaisir d'un repas comme « sa mère avait l'habitude de cuisiner ». Savez-vous pourquoi ? Tout simplement parce qu'il a remplacé sa faim naturelle par un appétit anormal et qu'il n'est pas satisfait à moins d'avoir comblé cet appétit, ce qui rend le plaisir de la cuisine familiale de son enfance impossible. Si l'homme entretenait une faim naturelle, en retournant à ses principes fondamentaux, il retrouverait les repas de son enfance, il découvrirait que beaucoup de cuisiniers étaient aussi bons qu'était sa « mère » puisqu'il redeviendrait un enfant.

Vous vous demandez sûrement ce que tout cela à avoir avec le Hatha Yoga, n'est-ce pas ? Eh bien, uniquement cela : le yogi a conquis son appétit, il permet à la faim de se manifester à travers lui. Il profite de chaque bouchée de nourriture, même de la croûte d'un pain rassis, et s'en nourrit et y prend plaisir. Il mange d'une manière qui vous est pour la plupart inconnue, que nous décrirons un peu plus loin. Et bien loin d'être un ermite affamé, le yogi est bien nourri, un jouisseur de festins correctement alimenté comme il possède la plus épicée des sauces : la faim.

Chapitre 10
La théorie yogi et la pratique de l'absorption du Prana à partir des aliments

La perspicacité de la Nature à combiner plusieurs obligations en une seule, et à rendre ces obligations agréables (et donc plus à même d'être exécutées) s'illustre de multiples manières. Un des exemples les plus frappant de ce genre sera évoqué au cours de ce chapitre. Nous allons maintenant voir comment elle parvient à accomplir plusieurs choses à la fois et comment elle rend agréable plusieurs fonctions indispensables du système physique.

Commençons par la déclaration de la théorie yogi sur l'absorption du Prana à partir des aliments. Selon cette théorie, les aliments des hommes et des animaux inférieurs contiennent une certaine forme de Prana qui est essentielle pour entretenir la force et l'énergie de l'homme. Cette forme de Prana est absorbée à partir des aliments par les nerfs de la langue, de la bouche et des dents. La mastication libère ce Prana en séparant les particules de nourriture en morceaux infimes, exposant ainsi le plus d'atomes de Prana possible à la langue, la bouche et aux dents. Chaque atome de nourriture contient plusieurs électrons d'aliment-prana, ou d'énergie alimentaire, qui sont libérés par le broiement effectué au cours de la mastication et par l'action chimique de certaines substances subtiles de la salive dont la présence, qui ne peut être détectée par test chimique, reste inconnue aux scientifiques modernes, bien que des chercheurs futurs prouveront scientifiquement leur existence. Une fois libéré des aliments, l'aliment-prana se réfugie dans les nerfs de la langue, de la bouche et des dents en passant rapidement à travers la chair et les os, il est alors promptement transmis à plusieurs réserves du système nerveux à partir desquelles il est envoyé à toutes les parties du corps pour fournir de l'énergie et de la «vitalité» aux cellules. Il s'agit d'une simple affirmation de la théorie, nous allons maintenant essayer de la compléter en détails au fur et à mesure.

L'étudiant se demandera sûrement pourquoi il est nécessaire d'extraire cet aliment-prana puisque l'air est lui-même riche en Prana, et qu'il semblerait que la Nature ne ferait que gaspiller son énergie à extraire le Prana des aliments. Voici l'explication : de la même manière que toute l'électricité est électricité, tout le Prana est simplement le Prana. Mais de la même manière qu'il existe plusieurs formes de courants électriques, qui se manifestent à grande échelle par différents effets sur le corps humain, le Prana lui aussi se manifeste sous différentes formes ou manifestations, dont chacune est indispensable à la réalisation de certaines actions dans le corps humain. Le Prana de l'air remplit certaines fonctions, celui de l'eau d'autres fonctions et celui des aliments encore un troisième ensemble d'obligations. Entrer dans les infimes détails de la théorie yogi ne répondrait pas aux buts de cette étude, nous nous contenterons ainsi des affirmations générales données ci-dessus. Le sujet principal qui se présente à nous est le fait que la nourriture contienne de l'aliment-prana, nécessaire au corps humain, qui peut uniquement être extrait par la méthode mentionnée ci-dessus (c.-à-d. par la mastication des aliments) et être absorbé par le système nerveux via les nerfs de la langue, de la bouche et des dents.

À présent, intéressons-nous à l'intention de la Nature de combiner deux fonctions importantes de la mastication et de la salivation. Tout d'abord, la nature avait voulu que chaque particule de nourriture soit minutieusement mastiquée et imbibée par la salive avant d'être avalée, tout manquement à cet égard est certain de résulter à une mauvaise digestion. La mastication complète des aliments est une habitude naturelle qui a été négligée par l'homme à cause des demandes des habitudes de vie artificielles qui se sont développées avec nos civilisations. La mastication est nécessaire pour broyer les aliments pour qu'ils soient plus facilement avalés et imbibés par la salive et les sucs digestifs de l'estomac et de l'intestin grêle. Elle encourage la sécrétion de salive qui est une étape des plus essentielles à la digestion. Le mélange des aliments à la salive fait partie du processus digestif et certaines tâches qui lui sont propres ne peuvent être réalisées par d'autres sucs digestifs. Les physiologistes enseignent avec assurance qu'une mastication complète et un bon mélange des aliments à la salive constituent les prérequis d'une digestion normale et sont des étapes plus qu'indispensables au processus. Certains spécialistes sont allés bien plus loin et ont accordé à la mastication et au mélange des aliments à la salive une part bien plus importante que la plupart des physiologistes. M. Horace Fletcher, une autorité dans le domaine, est un auteur américain qui a écrit avec beaucoup de zèle sur ce sujet et a apporté des preuves stupéfiantes de l'importance de cette fonction et du processus du corps physique. En fait, M. Fletcher conseille une manière bien précise de mastication qui correspond de très près à l'habitude yogi, bien qu'il la suggère pour son effet exceptionnel sur la digestion, alors que les yogis pratiquent un système similaire d'après la théorie de l'absorption de l'aliment-prana. En vérité, ils ont tous les deux leur effet voulu : la stratégie de la Nature étant que le broiement des aliments en petits morceaux, leur mélange à la salive au cours de la digestion, et l'absorption de l'aliment-prana se réalisent en même temps pour une économie de force des plus remarquables.

L'homme, dans son état naturel, prenait beaucoup de plaisir à mâcher, il en est de même pour les animaux inférieurs et les enfants humains d'aujourd'hui. L'animal ronge et mastique sa nourriture avec la plus grande délectation, l'enfant suce, mâchouille et garde les aliments dans sa bouche bien plus longtemps que l'adulte jusqu'à ce qu'il apprenne de ses parents et prenne l'habitude d'engloutir sa nourriture. Dans ses livres sur le sujet, M. Fletcher considère que c'est le goût qui donne le plaisir de ronger et de sucer. La théorie yogi explique que bien que le goût prenne une part importante, il y a quelque chose d'autre, un sentiment de satisfaction indescriptible qui provient du fait de garder la nourriture dans sa bouche, de la faire rouler autour de sa langue, de la mâcher et de la laisser fondre doucement et de l'avaler presque inconsciemment. Fletcher soutient que tant qu'il reste la moindre particule de goût dans les aliments, c'est qu'il y a des nutriments à extraire, ce que nous considérons parfaitement vrai. Mais nous estimons qu'il existe cette autre sensation qui, lorsque nous la laissons se manifester, nous procure une certaine satisfaction dans le fait de ne pas avaler, et qui perdure jusqu'à ce que tout, ou presque tout l'aliment-prana soit extrait des aliments. Vous remarquerez que si vous suivez la manière de manger yogi (même partiellement), vous ne voudrez pas vous séparer de la nourriture, et qu'au lieu de l'ingurgiter d'un coup, vous la laisserez fondre dans votre bouche jusqu'à ce que vous vous rendiez compte que vous l'avez avalée. Cette sensation est ressentie autant avec les aliments les plus fades, dont vous n'appréciez pas particulièrement le goût, qu'avec votre nourriture favorite.

Décrire cette sensation est pratiquement impossible, il n'existe pas de mot pour l'exprimer comme son existence n'a pas été entièrement reconnue par les Occidentaux. Le mieux que nous puissions faire est de la comparer à d'autres sensations au risque qu'on nous reproche de présenter un exemple ou une comparaison absurde. Voilà où nous voulons en venir :

Vous connaissez la sensation qu'on ressent parfois en présence d'une personne très « magnétique » (cette sensation indescriptible d'absorber de la force ou de la « vitalité »). Certaines personnes possèdent tellement de Prana dans leur système qu'elles « débordent » et le transmettent aux autres en permanence, de sorte que les autres personnes apprécient être en leur compagnie et détestent les quitter, au point qu'elles soient presque incapables de s'en détacher. Il s'agit d'un exemple. Un autre repose sur la sensation qu'on ressent en étant proche d'une personne aimée. Dans ce cas, il y a un échange de « magnétisme » (la pensée chargée de Prana) qui est très enivrant. Un baiser de l'être aimé est si rempli de « magnétisme » qu'il fait frissonner de la tête aux pieds. Ce n'est qu'un exemple imparfait de ce que nous essayons de vous décrire. Le plaisir qu'on ressent en mangeant normalement et correctement n'est pas seulement une histoire de goût, mais il est tiré en grande partie de cette sensation particulière d'absorption du « magnétisme » ou du Prana qui est très similaire aux exemples donnés précédemment, bien que, quand on prend conscience de la ressemblance entre les deux manifestations d'énergie, l'exemple pourrait vous faire sourire voire paraître ridicule.

Après avoir surmonté le faux appétit (que l'on confond si souvent avec la faim), on mâchera une croûte de pain complet rassis et non seulement on ressentira une satisfaction dans le goût des nutriments qu'elle contient, mais on profitera aussi de la sensation que nous avons décrite avec tant d'enthousiasme. Se débarrasser de l'habitude du faux appétit et retourner vers les intentions de la nature demandent un peu d'entraînement. Les aliments les plus nutritifs apporterons la plus grande satisfaction au goût normal. Il est également important de retenir que l'aliment-prana contenu dans la nourriture est présent en proportion directe avec son pourcentage de nutriments, encore une autre preuve de la sagesse de la Nature.

Le yogi mange sa nourriture doucement, en mâchant chaque bouchée aussi longuement «qu'il en a envie», c'est-à-dire aussi longtemps qu'elle lui procurera de la satisfaction. Dans la grande majorité des cas, la sensation perdure aussi longtemps qu'il y a de la nourriture dans la bouche, comme les processus involontaires de la Nature entraînent petit à petit les aliments à fondre et à être avalés. Le yogi bouge ses mâchoires lentement, laisse sa langue caresser les aliments et ses dents s'y planter avec amour, il sait qu'il est en train d'en extraire l'aliment-prana grâce aux nerfs de sa bouche, sa langue et de ses dents. Il est stimulé et renforcé, et il recharge sa réserve d'énergie. Il est aussi tout à fait conscient d'être en train de préparer ses aliments de la bonne manière pour leur digestion dans l'estomac et l'intestin grêle, et de procurer à son corps de bons éléments indispensables au développement de son corps physique.

Ceux qui suivent la manière «yogi» de manger obtiendront bien plus de nutriments de leur nourriture que la personne ordinaire, puisque chaque gramme de nourriture sera forcé de lui prodiguer le maximum de nutriments, tandis que pour l'homme qui engloutit ses aliments à moitié mâchés et à peine imbibés de salive, une grande quantité sera gaspillée et sera transmise par le système sous une forme de masse décomposée et fermentée. Avec la manière «yogi» de manger, rien n'est transmis par le système sous forme de déchet, à part les vrais déchets, chaque particule nutritive étant extraite de la nourriture et une grande partie de l'aliment-prana étant absorbée à partir de ses atomes. La mastication broie les aliments en plus petits morceaux, permettant aux liquides de la salive de les imbiber, les sucs digestifs de la salive remplissant leur rôle indispensable, et les autres sucs (mentionnés ci-dessus) agissent sur les atomes de la nourriture de sorte à libérer l'aliment-prana pour qu'il soit absorbé par le système nerveux. Le mouvement conféré aux aliments par l'action de la mâchoire, de la langue et des joues au cours de la mastication les pousse à présenter de nouveaux atomes aux nerfs prêts à extraire l'aliment-prana. Les yogis gardent la nourriture dans leur bouche, la mâchent longtemps et consciencieusement, la laissent être avalée doucement par un processus inconscient que nous avons évoqué précédemment, et ils profitent au maximum du plaisir qui accompagne l'extraction du Prana. Vous pouvez vous en faire une idée en mettant un morceau de nourriture dans votre bouche (quand vous aurez le temps d'en faire l'expérience), mâchez-le lentement, laissez-le fondre petit à petit dans votre bouche, comme un carré de sucre. Vous serez surpris de voir à quel point cette action de déglutition involontaire s'effectue parfaitement : la nourriture prodigue petit à petit son aliment-prana puis fond lentement pour rejoindre l'estomac. Prenez une croûte de pain, par exemple, et mâchez-la longuement, en ayant en tête de voir combien de temps elle restera dans votre bouche sans l'« avaler ». Vous remarquerez qu'elle ne sera jamais « avalée » de la manière habituelle, mais qu'elle fondra petit à petit comme nous l'avons décrit, après qu'elle fût réduite peu à peu en une masse crémeuse et pâteuse. Et cette petite bouchée de pain vous aura prodigué environ le double de nutriments qu'un bout de pain de même taille mangé de manière ordinaire, et environ trois fois plus d'aliment-prana.

Un autre exemple intéressant concerne le lait. Le lait est un liquide qui, bien sûr, n'a pas besoin d'être « broyé » comme les aliments solides. Pourtant, il demeure (et il a bien été avéré par de sérieuses expériences) qu'un quart du lait qu'on boirait simplement ne produit pas même la moitié des nutriments ou d'aliment-prana qu'une même quantité de lait qu'on aurait bu lentement à petites gorgées et qu'on aurait gardé dans la bouche un moment jusqu'à ce qu'il « fonde », la langue nageant dans ce liquide. Le bébé tétant le lait du sein ou d'un biberon, bien sûr, fait de même par succion, qui bouge la langue et les joues et produit un écoulement de liquide des glandes, ce qui libère l'aliment-prana et a également un effet chimique digestif sur le lait lui-même, malgré le fait que la véritable salive ne soit pas sécrétée chez les jeunes enfants et ne soit pas produite avant l'apparition des dents.

Nous conseillons à nos étudiants d'essayer sur eux-mêmes les expériences que nous avons décrites. Choisissez un moment où vous êtes libres, puis mâchez lentement, laissez la nourriture fondre petit à petit au lieu de l'avaler volontairement. Faire « fondre » la nourriture n'est possible qu'à condition que les aliments aient été mâchés jusqu'au point de devenir une pâte crémeuse, complètement imbibée de salive et que les particules soient ainsi dans un état semi-digéré et l'aliment-prana en soit extrait. Essayez de manger une pomme de cette manière, et vous serez surpris de ressentir les sensations d'avoir mangé un repas copieux et de bénéficier d'un regain de force.

Nous savons très bien qu'il s'agit d'une chose bien différente pour le yogi de prendre son temps et de manger de cette manière, et de demander à l'homme d'affaire occidental pressé de faire de même, nous ne nous attendons pas à ce que tous nos lecteurs changent toutes leurs vieilles habitudes en même temps. Mais nous sommes certains que celui qui pratique un peu cette méthode pour manger la nourriture ressentira un grand changement, et nous savons que cette pratique occasionnelle résultera rapidement par une amélioration de la méthode de mastication quotidienne de nourriture. Nous estimons également que l'étudiant découvrira une grande joie, un plaisir supplémentaire dans l'action de manger, et apprendra rapidement à manger « avec amour », c'est-à-dire être réticent à laisser la bouchée de nourriture fondre et disparaître. Un nouveau monde de goûts s'ouvre à l'homme qui apprend à suivre cette méthode, il ressentira bien plus de plaisir à manger qu'il n'en a connu auparavant et il aura, en plus, une bien meilleure digestion, une meilleure vitalité, et il recevra des nutriments dans une plus grande mesure et une plus grande quantité d'aliment-prana.

Il est possible pour celui qui a le temps et l'opportunité de suivre cette méthode à son extrême, d'obtenir une quantité incroyable de nutriments et de force à partir d'une quantité bien plus petite de nourriture, comme il n'y aura pratiquement aucun déchet, ce qui peut être prouvé par l'observation des déchets qui sont transmis par le système. Les personnes souffrant de malnutrition et d'un manque de vitalité bénéficieront de cette méthode même en la suivant partiellement.

Les yogis sont connus pour avoir un appétit d'oiseau, et pourtant ils sont parfaitement conscients de la nécessité et de la valeur d'une alimentation parfaite et gardent leur corps bien nourri et alimenté en éléments nécessaires à son développement. Le secret, comme vous le verrez très vite, est qu'ils ne gaspillent pratiquement aucun nutriment des aliments puisqu'ils en extraient quasiment la totalité. Ils n'alourdissent pas leur système de déchets qui congestionnent les mécanismes et provoquent un gaspillage d'énergie pour réussir à l'en débarrasser. Ils reçoivent un maximum de nutriments à partir d'une quantité minimum de nourriture, une réserve complète d'aliment-prana à partir d'une quantité infime d'éléments.

Bien que vous ne soyez pas capable de suivre cette méthode à son extrême, vous pouvez grandement vous améliorez en suivant les méthodes données ci-dessus. Nous ne vous avons présenté que les principes généraux, réalisez le reste par vous-mêmes, faites-en l'expérience, c'est, de toute façon, la seule manière d'apprendre quelque chose.

Nous avons mentionné plusieurs fois dans ce livre que l'attitude mentale aide matériellement à l'absorption du Prana. Cela vaut non seulement pour le Prana absorbé dans l'air, mais aussi pour l'aliment-prana. Gardez à l'esprit que vous absorbez tout le Prana contenu dans une bouchée de nourriture, associez cette idée à celle de l'«Alimentation» et vous serez capables de faire bien plus qu'en ne le faisant pas.

Chapitre 11
À propos des aliments

Nous n'allons pas aborder le sujet du choix des aliments et laisser nos étudiants en décider par eux-mêmes. Bien que, personnellement, nous préférions certains types de nourriture, pensant qu'ils fournissent de meilleurs résultats. Nous sommes conscients qu'il est impossible de changer des habitudes séculaires (oui, des habitudes qui remontent à plusieurs générations) en un jour, et que l'homme doit être guidé par sa propre expérience et son propre savoir en expansion plutôt que par les discours dogmatiques d'autres personnes. Les yogis favorisent un régime végétarien, autant pour des raisons hygiéniques que par l'aversion des Orientaux à consommer de la chair animale. Les étudiants yogi les plus avancés choisissent une alimentation à base de fruits, de fruits à coques, d'huile d'olive, etc., avec une sorte de pain azyme complet. Mais lorsqu'ils voyagent avec des personnes qui ont un régime alimentaire différent du leur, ils n'hésitent pas à s'adapter, plus ou moins, aux conditions et font en sorte de ne pas incommoder leurs hôtes, sachant que s'ils suivent la manière yogi de mastication lente des aliments, leur estomac digèrera ce qu'ils mangent. En fait, la plupart des aliments les plus indigestes de notre menu moderne peuvent être consommés sans danger si l'on applique le système mentionné ci-dessus.

Nous écrivons ainsi ce chapitre en considérant le yogi au cours de son voyage. Nous n'avons aucune intention d'imposer des règles arbitraires à nos étudiants. L'homme doit adopter par lui-même une méthode d'alimentation plus raisonnée, et non se la voir imposer brusquement. Il est difficile d'adopter un régime végétarien si on a consommé de la viande toute sa vie, et il est d'autant plus difficile d'adopter un régime alimentaire cru si on a toujours mangé des plats cuits. La seule chose que nous vous demandons est de réfléchir un peu sur le sujet et de faire confiance à votre instinct pour choisir votre nourriture, en vous accordant le plus de variété possible. Si vous suivez votre instinct, il vous fera souvent choisir ce que vous avez besoin au cours de ce repas précis, c'est pourquoi nous préférons nous fier à lui plutôt que de nous restreindre à des menus fixes et à une alimentation déterminée. Mangez un peu ce que vous voulez, tout en continuant à mâcher lentement et consciencieusement, et offrez-vous un large choix d'aliments. Dans ce chapitre, nous parlerons de certaines choses que l'homme rationnel évitera simplement parce qu'il s'agit de conseils de nature générale. Concernant le végétarisme, nous pensons que les êtres humains finiront par prendre conscience que la viande ne fait pas partie de leur alimentation naturelle, mais il faut qu'ils se débarrassent eux-mêmes de ce sentiment plutôt qu'on ne leur impose par la violence, puisque « désirer » les pots de viande d'Egypte est aussi mauvais que de participer au festin. L'homme cessera de désirer la viande en évoluant, mais jusqu'à ce que cela arrive, toute contrainte imposée sur sa consommation de viande ne l'aidera pas. Nous savons que cette idée sera considérée comme hérétique par beaucoup de nos lecteurs, mais nous ne pouvons pas le nier, nos déclarations feront leur preuve.

Si nos étudiants s'intéressent aux avantages de la consommation de certains aliments, laissez-les lire les ouvrages excellents qui ont été écrits récemment sur ce sujet. Laissez-les lire aussi les différents avis sur la question, mais ne soyez pas emportés par la mode particulière d'un auteur que vous êtes en train de lire. Il est instructif et intéressant de voir les qualités nutritives relatives des aliments d'après les différents articles disponibles, et un tel savoir nous conduira petit à petit vers une alimentation plus raisonnée. Mais de tels changements doivent être le résultat d'une réflexion et d'une expérience plutôt que d'obéir aux dires d'une quelque personne qui a enfourché son cheval de bataille. Nous conseillons à nos étudiants de voir s'ils mangent trop de viande, s'ils consomment trop de graisses, s'ils mangent suffisamment de fruits, si le pain complet ne serait pas un bon apport à leur menu, s'ils ne s'accordent pas trop de pâtisseries ou de « plats cuisinés ». Si nous devions leur donner une règle générale sur l'alimentation, nous dirions ceci : « Mangez varié, évitez les repas 'riches,' ne mangez pas trop de graisses, faites attention aux fritures, ne mangez pas trop de viande, évitez en particulier le porc et le veau, laissez vos habitudes alimentaires pencher vers la simplicité, vers une nourriture simple, plutôt que vers des plats élaborés. Allez doucement avec les pâtisseries, retirez les crêpes de votre menu, mâchez lentement et consciencieusement en respectant la méthode que nous vous avons donnée, ne soyez pas effrayés par la nourriture, si vous mangez correctement elle ne vous fera aucun mal. À condition bien sûr de ne pas en avoir peur.»

Nous pensons qu'il vaut mieux commencer la journée par un premier repas léger, puisque le corps a été au repos toute la nuit, il n'y a pas de gaspillage à réparer le matin. Si possible, essayez de faire un peu d'exercice avant le petit déjeuner.

Une fois que vous serez retournés à une habitude naturelle de mastication appropriée, et que vous ressentirez la sensation qui provient d'une bonne alimentation, vous perdrez les appétits anormaux que vous avez acquis, et la faim vous reviendra. Quand vous aurez la faim naturelle, votre instinct sera plus aiguisé pour choisir vos aliments nutritifs, et vous serez plus à même de consommer ce qui vous apportera les nutriments dont vous avez besoin à n'importe quel moment. L'instinct de l'homme est un bon guide, à condition qu'il n'ait pas été corrompu par la gourmandise des repas absurdes devenus si banals ces derniers temps et qui créent un faux appétit.

Si vous n'êtes «pas dans votre assiette» n'ayez pas peur de «sauter» un repas et de donner une chance à votre estomac de se débarrasser de ce qui l'encombre. On peut rester sans manger pendant plusieurs jours sans aucun danger, bien que nous ne recommandions pas les jeûnes de longue durée. Cependant, nous pensons qu'il est sage de laisser l'estomac se reposer quand on est malade, de sorte que l'énergie régénératrice soit employée pour l'élimination des déchets qui causent la maladie. Vous remarquerez que les animaux arrêtent de se nourrir quand ils sont malades et restent couchés jusqu'à ce que la santé leur revienne, puis ils recommencent à manger. Nous pouvons grandement bénéficier de cette leçon.

Nous ne voulons pas que nos étudiants deviennent des «maniaques de l'alimentation» qui pèsent, mesurent et analysent chaque bouchée de nourriture. Nous estimons qu'il s'agit d'une méthode anormale, qui crée des peurs et remplit l'esprit instinctif de toutes sortes d'idées fausses. Nous pensons qu'il vaut mieux choisir sa nourriture avec un soin et un discernement simples, et ne pas s'inquiéter plus à ce sujet. Mangez en ayant en tête l'idée d'alimentation et de force, mâchez votre nourriture comme nous vous l'avons expliqué, et sachez que la nature fera bien son travail. Soyez aussi proche de la nature que possible, laissez ses intentions devenir votre base de mesure. L'homme fort et sain n'a pas peur de sa nourriture, et l'homme qui souhaite être en bonne santé doit faire de même. Soyez joyeux, respirez correctement, mangez ce qu'il faut, vivez convenablement et vous n'aurez pas besoin d'analyser chaque bouchée de ce que vous mangerez. N'ayez pas peur de faire confiance à votre instinct, il est notre guide naturel après tout.

Chapitre 12
Les cendres du système

Ce chapitre ne sera pas des plus agréables pour ceux, si certains de nos étudiants sont dans ce cas, qui se rattachent encore aux anciennes notions d'impureté du corps, ou à certaines d'entre elles. Ceux qui préfèrent ignorer l'existence de certaines fonctions importantes du corps physique et qui sont gênés rien qu'à l'idée que certains rôles physiques fassent partie de leur vie quotidienne, ne vont pas apprécier ce chapitre, et risquent même de le voir comme une tache souillant ce livre, quelque chose qui ne devrait pas être mentionné, quelque chose que nous aurions dû ignorer. Nous dirons à ces personnes que nous ne voyons pas l'intérêt (mais un grand préjudice) d'adopter la politique de l'autruche du dicton qui, par peur des chasseurs, cache sa tête dans le sable et, ne voyant plus les choses détestées, ignore leur existence jusqu'à ce qu'elles s'abattent sur elle et la capture. Nous avons un tel respect pour le corps humain dans son intégralité, et pour toutes ses parties et ses fonctions, que nous sommes incapables de les considérer comme impures ou « dégoûtantes. » Pour nous, ce comportement qui vise à refuser d'envisager et de discuter les fonctions dont nous parlons, ou d'autres, n'est que pure ineptie. Ce comportement classique d'éviter les sujets désagréables a mené beaucoup de peuple à souffrir de maladies et d'une mauvaise santé à cause de cette bêtise. Pour beaucoup de ceux qui lisent ce chapitre, ce que nous dirons sera comme une révélation, ceux qui sont déjà familiers avec ce dont nous parlons accueilleront à bras ouverts la voix de la vérité qui se trouve dans ce livre, sachant que beaucoup bénéficieront d'avoir leur attention portée sur ce sujet. C'est volontairement que nous parlerons, par des mots simples, des cendres du système, de l'élimination des déchets du corps.

Qu'une telle discussion soit nécessaire est prouvée par le fait qu'au moins trois quarts des personnes modernes souffrent plus ou moins de constipation et de ses conséquences néfastes. Tout cela s'oppose à la nature, et la cause est si facilement éliminée qu'il est difficile d'imaginer pourquoi cette situation perdure. Il n'y a qu'une seule réponse, l'ignorance de la cause et du remède. Si nous pouvons aider à l'élimination de cette malédiction du peuple, et ainsi rétablir des conditions normales en rapprochant les individus plus près de la nature, nous ne voyons aucun inconvénient à voir des expressions de dégoût sur le visage de certains lecteurs de ce chapitre qui préfèreront plutôt lire un sujet plus agréable : ces personnes-là étant, parmi nos lecteurs, celles qui ont le plus besoin de ce conseil.

Ceux qui ont lu dans ce livre le chapitre sur les organes digestifs se souviendront que nous avons laissé le sujet à l'étape où les aliments se trouvaient dans l'intestin grêle, en train d'être absorbés et transférés par le système. Notre prochain point sera de discuter de ce qui advient des déchets de la nourriture après que le système ait absorbé tous les nutriments qu'il pouvait en tirer, c'est-à-dire ce qui advient de ce qu'il ne peut pas utiliser.

Ici-même, il convient d'indiquer que ceux qui suivent la méthode yogi pour manger leur nourriture, décrite dans d'autres chapitres, auront bien moins de déchets que l'homme ou la femme ordinaires qui laissent les aliments atteindre l'estomac en n'étant que partiellement préparés pour leur digestion ou leur assimilation. L'individu moyen gaspille au moins la moitié de ce qu'il mange, les déchets de ceux qui appliquent la pratique yogi étant, en comparaison, plus petits et bien moins nauséabonds.

Afin de comprendre notre sujet, nous devons observer les organes du corps qui sont concernés. Le gros intestin, le « côlon », est la partie du corps qui nous intéresse. Le côlon est un grand tube mesurant environ un mètre cinquante de long, il débute dans le côté inférieur droit de l'abdomen, puis le traverse vers le côté supérieur gauche, il descend à nouveau vers le côté inférieur gauche où il forme alors une sorte d'angle ou de courbe, et il se rétrécit pour se terminer par le rectum, ou la porte de sortie des déchets du système.

Le contenu de l'intestin grêle se déverse dans le colon grâce à une sorte de trappe, dans le coin inférieur droit de l'abdomen, qui fonctionne de sorte que les éléments puissent en sortir sans pouvoir revenir en arrière. L'appendice vermiculaire, où se déclenche l'appendicite, se trouve juste en dessous de cette trappe. Le côlon s'élève en ligne droite sur le côté droit de l'abdomen, puis forme un angle et traverse jusqu'au côté supérieur gauche, avant de redescendre tout droit jusqu'au côté inférieur gauche où se trouve un angle ou une courbe particulière appelée Côlon Sigmoïde, qui se termine par le rectum, ou un canal plus petit menant à l'anus, l'ouverture par laquelle les déchets sortent du corps.

Le côlon est un énorme égout par lequel passe librement les eaux usées du système. La Nature prévoit que ces eaux usées soient rapidement évacuées, et l'homme dans son état naturel, tout comme les animaux, ne retardent pas ce déchargement nécessaire. Mais en devenant plus civilisé, l'homme trouve cela assez gênant et il reporte les appels de la nature, jusqu'à ce qu'elle se lasse de réclamer son attention sur la question, elle s'en va alors vaquer à ses autres nombreuses occupations. L'homme aggrave cette anomalie en négligeant de boire suffisamment d'eau, et non seulement il ne procure pas suffisamment de liquides pour que le côlon puissent correctement humidifier, ramollir et dégager les déchets en circulation, mais il laisse son corps manquer d'eau à un tel point que la nature, en désespoir de cause, puise par les parois du côlon un peu d'eau pour la réutiliser, comme il lui est impossible d'obtenir de l'eau de source pour remplir ses fonctions, elle doit donc puiser dans les eaux usées. Imaginez un peu le résultat ! Le refus de l'homme à laisser circuler librement les rejets dans le côlon se résulte par la constipation, qui est à l'origine d'énormément de cas de mauvaise santé dont on ne soupçonne que rarement la nature. Beaucoup de personne qui vont à la selle quotidiennement sont en fait constipés, même s'ils l'ignorent. Les parois du côlon sont recouvertes de déchets incrustés, qui sont parfois là depuis plusieurs jours, où seule une petite ouverture dans la masse permet au stricte nécessaire de circuler.

La constipation est un état dans lequel le côlon n'est pas parfaitement nettoyé et exempt de matières fécales incrustées.

Un côlon rempli, ou partiellement rempli, par de vieilles matières fécales est une source de poison pour tout le système. Le côlon est muni de parois qui absorbent ce qu'il contient. La médecine prouve que les nutriments injectés dans le côlon seront rapidement absorbés et transportés dans le sang. Les drogues qui ont été injectées de manière similaire atteignent les autres parties du système. Et, comme nous l'avons dit précédemment, la partie liquide des matières fécales est absorbée dans le système, l'eau usée étant employée dans le travail de la nature à cause d'une pénurie de liquide plus pur dans le système. Les matières fécales peuvent rester une durée à peine croyable dans un côlon constipé. D'après certains cas extrêmes, lors d'un lavement, on a trouvé des noyaux de cerises, etc., (qui avaient été mangés plusieurs mois auparavant) parmi la masse de vieilles matières fécales. Les cathartiques n'éliminent pas cette vieille matière fécale comme ils ne font que dégager ce qui se trouve dans l'estomac et l'intestin grêle, qui passe ensuite par la petite ouverture dans la matière fécale solidifiée qui recouvre les parois du côlon d'une personne très constipée. Chez certaines personnes, le côlon est tellement incrusté de selles dures, parfois aussi solide que de la lignite, que leurs ventres sont gonflés et tendus. Ces vieux déchets deviennent parfois si pestilentiels qu'ils se transforment en vivier pour les vers, et mêmes les asticots, et le côlon se retrouve rempli de leurs œufs.

Les déchets, ou les selles, qui passent dans le côlon à partir de l'intestin grêle ont une substance gluante, si les intestins sont nettoyés et propres, et l'évacuation naturelle, elles quitteront le système sous une forme à peine plus solide et d'une couleur plus claire. Plus la matière fécale est retenue dans le côlon, plus elle sera dure, sèche et de couleur foncée. Si on ne boit pas suffisamment de liquide, et qu'on ignore les appels de la nature jusqu'à ce qu'un moment plus opportun se présente, puis qu'on les oublie, un durcissement et un assèchement se produisent. Au moment de la défécation, seulement une partie des selles sera évacuée, le reste restant pour obstruer le côlon. Le jour suivant, d'autres s'ajoutent aux précédentes, et ainsi de suite, jusqu'à ce qu'un cas de constipation chronique se déclare, avec tous les maux qui en découlent telles que l'indigestion, des crises de foies et biliaires, des troubles rénaux. En fait, toutes les maladies sont favorisées, et la plupart d'entre elles sont une conséquence directe d'un côlon encrassé. La moitié des cas des maladies féminines sont causés ou aggravés par ce problème.

L'absorption des matières fécales dans le sang du système est provoquée de deux manières : premièrement, le désir et le besoin en liquide du corps. Deuxièmement, une tentative désespérée de la nature pour expulser les déchets par la peau, les reins et les poumons. Une transpiration et une haleine nauséabondes sont souvent le résultat de cet effort fait par la nature de se débarrasser des choses qui auraient dû être évacuées par le côlon. La nature reconnaît le grand danger que pose cette masse en décomposition si elle reste dans le système, et se résout à des mesures désespérées pour s'en débarrasser d'une autre manière, même si cela doit empoisonner à moitié le sang et le corps. Lorsque l'origine des symptômes est éliminée, les personnes commencent à se rétablir des affections qui n'étaient apparemment pas liées à celle-ci, ce qui prouve parfaitement que les nombreux maux et maladies physiques avaient été provoqués par cette anomalie du côlon. En plus de cela, ces personnes sont plus à même de contracter des maladies contagieuses, ou d'autres maladies comme la fièvre typhoïde, etc., comme leur côlon laissé à l'abandon devient un parfait vivier pour les microbes porteurs de ces maladies. En réalité, on pense qu'un homme qui garde un côlon propre et sain ne court que très peu de risque de contracter ce genre de maladies. Imaginez le résultat lorsque nous trimballons un égout en nous, est-ce si étonnant que des maladies qui se développent dans des conditions insalubres à l'extérieur prospèrent dans des conditions similaires à l'intérieur du corps ? Faites preuve de bon sens, mes amis.

Maintenant que nous en avons suffisamment dit pour retenir votre attention sur l'origine de ces maladies (nous pourrions écrire des centaines de pages avec des observations encore plus évidentes sur ce sujet) vous vous demandez sans doute : « Je crois que tout est vrai, que cela explique bien mes problèmes. Mais que dois-je faire pour me débarrasser de cette état pestilentiel, que dois-je faire pour retrouver et conserver une santé intestinale normale ? » Notre réponse est la suivante : « Tout d'abord, débarrassez-vous de cette accumulation nocive et anormale, puis, restez frais, propre et sain en respectant les lois de la nature. Nous allons vous expliquer comment faire. »

Si le côlon est juste à peine rempli de selles incrustées, on peut s'en débarrasser en augmentant la quantité de liquides ingérés, en se forçant à aller plus souvent à la selle, et en se remettant à l'intelligence des cellules de l'estomac (décrite ci-après). Mais comme près de la moitié des personnes, qui nous interrogent mentalement, ont un côlon plus ou moins rempli de vieilles matières fécales durcies et incrustées, d'une couleur presque verte et qui s'y trouve depuis plusieurs mois, peut-être plus, nous devons leur donner un remède plus radical. Comme ils se sont éloignés de la nature en attrapant cette maladie, nous devons un peu aider la nature à rétablir des états perdus de sorte qu'elle puisse, par la suite, avoir un côlon propre avec lequel travailler. Nous allons nous tourner vers le règne animal pour trouver conseil. Plusieurs siècles auparavant, les natifs de l'Inde remarquèrent que certains oiseaux de la famille des Ibis, des oiseaux au long bec recourbé, revenaient de leur voyage sur le continent dans un état effroyable, dû soit à la consommation de certaines baies qui les constipaient, soit qu'ils étaient allés dans des endroits sans eau potable (ou peut-être les deux). Cet oiseau rejoignait les rivières dans un état de fatigue et de faiblesse très avancées, à peine capable de voler. Il remplissait alors son bec et sa bouche d'eau de la rivière puis, insérait son bec dans son rectum pour injecter de l'eau dans les intestins et alors les soulager rapidement. L'oiseau répétait cela plusieurs fois, jusqu'à ce que ses intestins soient entièrement vidés, puis il s'asseyait et se reposait pendant quelques minutes jusqu'à retrouver sa vitalité, avant de boire abondamment l'eau de la rivière et de s'envoler, aussi fort et énergique que jamais.

Les chefs et les prêtres des tribus, qui avaient constaté ce phénomène et son effet incroyable sur les oiseaux, commencèrent à étudier la question, et enfin une personne proposa d'essayer afin d'aider les anciens qui, à cause d'un style de vie inactif et sédentaire, s'étaient éloignés des intentions normales de la nature et souffraient de constipation. Ils parvinrent alors à construire un appareil rudimentaire ressemblant à une seringue à partir de roseaux, équipée en annexe d'une sorte de conduit d'injection d'air, qui injectait de l'eau tiède de la rivière dans les intestins des anciens souffrant de cette condition. Les résultats étaient merveilleux : les anciens eurent une deuxième jeunesse, ils se marièrent avec des jeunes femmes, ils commencèrent à reprendre part aux activités de la tribu et occupèrent à nouveau leur position de chefs, au plus grand étonnement des plus jeunes qui croyaient que ces vétérans n'étaient plus dans la course. Les anciens des autres tribus entendirent parler de cet incident et commencèrent à affluer, portés sur les épaules des jeunes hommes (mais il paraît qu'ils seraient rentrés sans assistance). D'après tous les récits qui en ont été faits, ces injections rudimentaires devaient être bien plus héroïques, car certains racontent de l'utilisation de « plusieurs litres d'eau », et à la fin du traitement le côlon des anciens de la tribu devait être parfaitement nettoyé et dans un état tel qu'aucun poison ne pouvait plus être transmis au système. Mais nous n'allons pas prôner un tel traitement extrême, nous ne sommes pas un peuple tribal, ne l'oubliez pas.

En effet, l'anomalie requiert d'aider temporairement la nature à se débarrasser de cette accumulation pestilentielle dans le côlon. Et le meilleur moyen d'y parvenir une bonne fois pour toute est d'imiter l'Ibis et les anciennes tribus indiennes qui utilisaient cet appareil centenaire perfectionné. Tout ce dont vous avez besoin est d'une simple seringue en caoutchouc bon marché. Si vous possédez une seringue fontaine ce sera encore mieux, mais une simple seringue à bulbe fera très bien l'affaire. Prenez environ cinq cent millilitres d'eau tiède, aussi chaud que la main puisse supporter. Injecter l'eau dans les intestins à l'aide de la seringue. Retenez l'eau dans le côlon pendant quelques minutes, puis laissez-la ressortir du système. Il vaut mieux effectuer cet exercice le soir. La nuit suivante, utilisez un litre d'eau tiède et recommencez. Puis reposez-vous une nuit, et le surlendemain soir, essayez avec un litre et demi d'eau. Reposez-vous à nouveau deux nuits, et le soir suivant utilisez deux litres d'eau. Vous vous habituerez petit à petit à contenir cette quantité d'eau dans le côlon : les plus grandes quantités nettoieront pratiquement toutes les vieilles matières fécales, les plus petites injections enlèveront les fragments plus liquides, elles détacheront et détruiront l'essentiel des masses durcies. Ne soyez pas intimidez par les deux litres. Votre côlon peut en contenir bien plus, certaines personnes s'injectent même jusqu'à quatre litres d'eau, mais nous pensons que cela ferait trop. Massez-vous le ventre avant et après chaque injection, et effectuer le Souffle Complet du yogi à la fin, afin de vous stimuler et d'équilibrer la circulation dans son ensemble.

Le résultat de ces injections ne plaira pas aux critères esthétiques des personnes, mais il s'agit ici de se débarrasser une bonne fois pour toute de la crasse. Le contenu du côlon emporté par les premières injections est souvent bien plus odorant et désagréable, mais il vaut sans aucun doute avoir cette crasse en dehors du système qu'à l'intérieur (elle est tout aussi pestilentielle en vous qu'une fois dehors). Il existe des cas où des personnes ont évacué de grandes quantités de matières fécales, dures et vertes comme du cuivre rouillé, et l'odeur qui en émanait était telle que l'étendue des dégâts provoqués au système par leur rétention devenait indéniable. Non, ce n'est pas très agréable à lire, mais cette lecture est nécessaire afin de vous faire prendre conscience de l'importance de ce nettoyage interne. Vous verrez qu'au cours de la semaine où vous nettoierez votre côlon, vous n'irez que très peu, voir pas du tout à la selle naturellement. Ne vous inquiétez pas, cela est dû à l'eau qui emporte les éléments qui auraient été évacués dans les selles. Au bout de quelques jours, une fois le lavement terminé, vous retournerez à la selle de manière plus normale et naturelle.

C'est à cet instant que nous souhaitons retenir votre attention sur le fait que nous n'encourageons pas l'usage continu de la seringue, il ne s'agit pas d'une habitude naturelle et nous ne voyons pas la nécessité de son utilisation comme nous pensons que conserver des habitudes naturelles permettra à n'importe qui de retourner à la selle normalement, sans aucune aide extérieure. Nous recommandons l'usage de la seringue uniquement comme méthode préparatoire afin d'éliminer les anciennes accumulations. Cependant, nous ne voyons aucun inconvénient à utiliser la seringue une fois par mois par exemple, comme mesure préventive des anciens phénomènes. En Amérique, plusieurs écoles d'enseignants conseillent l'utilisation quotidienne de la seringue. Nous ne pouvons approuver cette méthode, puisque notre devise est : « retournez à la nature, » et nous croyons que la nature ne nous demande pas d'utiliser quotidiennement une seringue. Les yogis pensent qu'une grande quantité d'eau pure et fraiche, d'aller régulièrement à la selle et d'avoir un petit «tête à tête» avec les intestins sont tout ce qui est nécessaire pour éviter la constipation.

À la fin de votre semaine de lavement (et même avant), commencez à boire une quantité normale d'eau, comme nous l'avons expliqué dans notre chapitre sur ce sujet. Buvez deux litres de liquides chaque jour et vous observerez une grande amélioration. Puis, commencez à prendre l'habitude d'aller à la selle à la même heure tous les jours, que vous en ayez envie ou non. Vous instaurez petit à petit une habitude, et la nature adore les habitudes. D'autre part, vous aurez peut-être besoin d'évacuer sans le savoir, puisque vous avez émoussé les sensations nerveuses en refusant continuellement d'en tenir compte, et vous devrez tout recommencer. Ne négligez pas cette habitude, elle est simple mais efficace.

Vous trouverez un avantage à vous faire des autosuggestions pendant que vous siroterez votre grand verre d'eau. Pensez: «Je bois cette eau pour fournir à mon système les liquides dont il a besoin. Elle me fera aller à la selle plus facilement et régulièrement, telle est l'intention de la nature.» Gardez l'idée de ce que vous voulez accomplir à l'esprit, et vous obtiendrez plus rapidement des résultats.

Pour la suite, voici une idée qui vous semblera peut-être absurde, à moins que vous ne compreniez la philosophie qui s'y cache. (Nous allons vous indiquer maintenant comment la réaliser, et nous discuterons de la philosophie dans un autre chapitre). Cette idée consiste à avoir un «tête à tête» avec les intestins. Tapez gentiment votre ventre (là où se trouverait le côlon) avec votre main et dites-lui (oui, parlez-lui): «Tiens, Côlon, je t'ai bien nettoyé, tu es tout frais et propre. Je te donne tout le liquide dont tu as besoin pour fonctionner correctement. Je prends une habitude régulièrement pour te donner l'occasion de faire ton travail. Et maintenant, tu dois t'y mettre.» Tapotez où se trouve le côlon plusieurs fois et dites: «Et maintenant, tu dois t'y mettre.» Et vous verrez que le côlon se mettra au travail. C'est sans doute un jeu d'enfant pour vous, vous en comprendrez le sens quand vous lirez le chapitre sur le contrôle involontaire. Il s'agit d'une simple méthode pour effectuer un fait scientifique, une méthode simple pour mobiliser une grande force. À présent, mes amis, si vous avez souffert de constipation, et qui n'en a jamais souffert, le conseil précédent vous sera très précieux. Il vous rendra vos joues rosies et votre belle peau, il bannira la pâleur, la bouche pâteuse, la mauvaise haleine, ce foie capricieux, et tous les autres symptômes qui proviennent d'un côlon encrassé, cet égout bouché qui empoisonne le corps. Essayez cette méthode et vous pourrez profiter de la vie, et vous deviendrez un être naturel, propre et en bonne santé. Et pour conclure ce chapitre, remplissez un verre d'eau pétillante, fraiche, pure et portons un toast : « À la santé, et qu'elle soit bonne, » et pendant que vous boirez lentement, dites-vous : « Cette eau m'apportera santé et force, elle est le remontant de la Nature. »

Chapitre 13
L'irrigation du corps

Un des principes essentiels de la Philosophie de la Santé du Hatha Yoga est l'utilisation intelligente du grand cadeau de la Nature aux choses vivantes : l'Eau. Il ne devrait même pas être nécessaire d'attirer l'attention des hommes sur le fait que l'Eau est un des excellents moyens pour entretenir une santé normale, mais l'homme est devenu un tel esclave des environnements, des habitudes et des coutumes, etc., artificiels qu'il en a oublié les lois de la Nature. Son seul espoir est de retourner à la Nature. Le jeune enfant sait, instinctivement, la fonction de l'eau et s'obstine à ce qu'on lui en prodigue, mais en grandissant, il s'éloigne de l'habitude naturelle, et se conforme dans les pratiques erronées des personnes plus âgées qui l'entourent. Cela est particulièrement vrai pour ceux vivant dans les grandes villes, où l'eau chaude qui coule du robinet est imbuvable, et sont sevrés peu à peu de la consommation normale de liquides. Ces personnes acquièrent progressivement de nouvelles habitudes de boire (ou de ne pas boire) et reportent les appels de la nature jusqu'à ce qu'ils n'en aient plus conscience. Nous entendons souvent des gens dirent : « Mais pourquoi devrions-nous boire si nous n'avons pas soif ? » Mais s'ils étaient restés sur la voie de la Nature, ils auraient soif et la seule raison pour laquelle ils n'entendent pas les appels de la Nature est qu'ils l'ont tellement ignorée qu'elle en a été découragée et appelle d'une voix plus faible, d'ailleurs, leurs oreilles ne reconnaissent plus ses vibrations car ils sont bien trop absorbés par d'autres choses. C'est incroyable de voir des gens négliger cet aspect si important de la vie. Beaucoup boivent à peine et disent même qu'ils ne pensent pas que « ce soit bon pour eux. » Cela va si loin que nous connaissons un soi-disant « professeur de santé » qui met l'accent sur une théorie incroyable que « la Soif est une Maladie, » conseillant les gens de ne pas boire du tout, que l'utilisation des liquides n'est pas naturelle. Nous n'allons pas discuter de tels enseignements, leur ineptie doit être évidente pour quiconque observe le mode de vie naturel de l'homme et des animaux inférieurs. Laissez l'homme retourner à la Nature et il verra que tout boit de l'eau, toutes les formes de vie, de la plante jusqu'au plus grand des mammifères. Le yogi accorde une telle importance à une bonne consommation d'eau qu'il la considère comme un des premiers principes de santé. Il sait qu'une grande partie des personnes malades le sont parce qu'elles manquent de liquides, nécessaires au corps. Tout comme la plante à besoin d'eau, ainsi que de la nourriture qu'elle puise dans le sol et l'air, pour grandir en bonne santé jusqu'à sa maturité, l'homme a lui aussi besoin d'une quantité suffisante de liquides pour le garder en bonne santé ou pour lui redonner une santé qu'il aurait perdue. Qui voudrait priver une plante d'eau ? Et qui serait assez cruel pour ne pas donner au fidèle destrier une quantité suffisante d'eau ? Et pourtant, l'homme, bien qu'il donne à la plante et à l'animal ce que le bon sens lui dicte qu'ils ont besoin, il se prive lui-même de ce liquide vital et souffre des conséquences, tout comme le ferait une plante ou un cheval dans les mêmes conditions. Gardez l'exemple de la plante et du cheval à l'esprit quand vous envisagerez la question de boire de l'eau.

Discutons maintenant l'utilité de l'eau dans le corps, et voyons si nous avons vécu, ou non, des vies normales dans ce sens. Avant toute chose, le corps est constitué d'environ 70 pour cent d'eau ! Une certaine quantité de cette eau est utilisée par notre système et quitte le corps constamment, ainsi pour chaque trentaine de millilitres utilisés, une quantité similaire doit être remplacée si on veut maintenir le corps dans un état normal.

Le système sécrète en permanence l'eau à travers les pores de la peau sous la forme de sueur et de transpiration. La sueur est le terme employé pour les excrétions qui sont si rapidement libérées qu'elles se rassemblent et s'amassent en gouttes. La transpiration désigne l'eau qui s'évapore continuellement et inconsciemment de la peau. La transpiration s'évapore en permanence de la peau et des expériences ont démontré qu'empêcher ce processus entraîne la mort de l'animal. Durant la Rome Antique, au cours d'une de ses fêtes, un garçon avait été recouvert entièrement de feuilles d'or, des pieds à la tête, pour représenter un des dieux, il mourut avant qu'on ait pu retirer les feuilles d'or, la transpiration ne pouvant pénétrer la dorure et la feuille. Le rôle de la Nature avait été interrompu et le corps ne pouvait plus fonctionner correctement, l'âme jeta alors son réceptacle de chair.

La sueur et la transpiration, d'après des analyses chimiques, sont remplies de déchets du système (les ordures et la saleté du corps) qui, sans un apport suffisant de liquides dans le système, resteraient dans le corps, ce qui se résulterait par un empoisonnement, des maladies et la mort. Le travail de réparation du corps est toujours en activité, les tissus usés et abîmés sont retirés et remplacés par de nouveaux éléments provenant du sang, qui ont été absorbés à partir des nutriments des aliments. Ces déchets doivent être éliminés du corps et la Nature est très attentive à leur élimination, elle n'encourage pas le stockage d'ordures dans le système. Si ces déchets sont autorisés à rester dans le système, ils se transforment en poison et provoquent des maladies, ils deviennent un vivier et un festin pour les bactéries et les microbes et les germes et tous les autres membres de cette famille. Les bactéries ne se préoccupent pas plus que cela du système propre et sain, mais si elles se retrouvent chez un de ces hydrophobes et qu'elles découvrent que son corps est rempli d'ordures et de saleté qu'il a conservées, elles s'installeront et se mettront au travail. Nous aurons d'autres choses à dire à ce sujet lorsque nous aborderons le sujet du bain.

L'eau joue un rôle des plus importants dans la vie quotidienne du Hatha Yoga. Il l'utilise à l'intérieur et à l'extérieur. Il s'en sert pour rester en bonne santé et il enseigne son importance pour améliorer l'état de santé, où la maladie aurait altéré le fonctionnement naturel du corps. Nous parlerons de l'utilité de l'eau dans plusieurs parties de ce livre. Nous souhaitons bien faire comprendre à nos étudiants l'importance du sujet, les suppliant de ne pas le considérer comme inutile du fait de sa simplicité. Sept de nos lecteurs sur dix ont besoin de ce conseil. Ne sautez pas ce chapitre. C'EST À VOUS QUE NOUS NOUS ADRESSONS.

La transpiration et la sueur sont aussi toutes les deux nécessaires pour éliminer la chaleur corporelle excessive en s'évaporant et ainsi maintenir le corps à une température normale. La transpiration et la sueur aident également (comme nous l'avons déjà indiqué) à éliminer les déchets du système : la peau étant en réalité un organe complémentaire aux reins. Et sans eau, la peau serait incapable de réaliser son rôle.

L'adulte normal sécrète environ un litre d'eau en vingt-quatre heures, sous forme de sueur et de transpiration. Mais les hommes qui travaillent en usine, etc., excrètent des quantités bien supérieures. On peut supporter une chaleur plus importante dans un environnement sec que dans un environnement humide, puisque dans ce premier cas, la transpiration s'évapore si vite que la chaleur est évacuée plus facilement et rapidement.

Une grande quantité de l'eau est expirée par les poumons. L'appareil urinaire évacue une grande quantité au cours de son travail, qui s'élève à environ un litre et demi en vingt-quatre heures pour un adulte ordinaire. Et toute cette eau doit être ravitaillée afin que la machine physique puisse continuer de fonctionner correctement.

L'eau est utile au système pour plusieurs raisons. L'une d'entre elles (mentionnées ci-dessus) est de compenser et de réguler la combustion constante qui se déroule dans nos corps, qui provient de l'action chimique de l'oxygène, extrait de l'air par les poumons, qui entre en con-tact avec le carbone émis par les aliments. Cette combustion, qui a lieu dans des millions de cellules, produit la chaleur animale. L'eau circulant dans le système limite cette combustion pour l'empêcher de devenir trop intense.

L'eau est aussi utilisée par le corps comme moyen de transport. Elle circule dans les artères et les veines et achemine les globules sanguins et les nutriments aux différentes parties du corps pour qu'elles puissent s'en servir pour le développement, que nous avons abordé. Une absence de liquide dans le système diminuerait la quantité de sang. Le sang, quand il est sur le chemin de retour à travers les veines, absorbe les déchets (qui seraient un pur poison s'ils restaient dans le système) et les transporte jusqu'aux organes d'évacuation (les reins, les pores de la peau et les poumons) où les éléments morts toxiques et les déchets du système sont éliminés. Sans un approvisionnement liquide suffisant, ce travail ne peut s'accomplir comme la Nature l'avait prévu. Et (cela est très important) sans un approvisionnement suffisant en eau, les déchets des aliments, les cendres du système, ne peuvent rester assez humide pour circuler facilement dans le côlon et sortir du corps, ce qui provoque la constipation, avec tous les maux qu'elle entraîne. Les yogis savent que neuf cas sur dix de constipation chronique sont dus à cela, ils savent aussi que neuf cas sur dix de constipation chronique peuvent être rapidement résolus en retournant à une habitude naturelle de consommation d'eau. Nous dédirons un chapitre entier à ce sujet, mais nous souhaitons attirer autant que possible l'attention du lecteur sur son importance.

En effet, une quantité suffisante d'eau est nécessaire pour aider et stimuler correctement la circulation sanguine (pour l'élimination des déchets du système), et pour une meilleure absorption des nutriments.

Les personnes qui ne boivent pas assez de liquides ont presque toujours une réserve de sang insuffisante, ils ressemblent souvent à des créatures exsangues (pâles, jaunâtre et livides), des créatures anémiques. Leur peau est généralement sèche et fiévreuse, ils transpirent très peu. Ils ont une apparence maladive et sont tels des fruits secs qui auraient besoin d'être trempés pour redevenir normaux et dodus. La plupart du temps, ils souffrent de constipation, qui entraîne toutes sortes de maladies, comme nous vous le montrerons dans un prochain chapitre. Leur gros intestin, ou côlon, est encrassé et le système absorbe en continu les substances produites par les déchets qui y sont stockés, il essaie aussi de s'en débarrasser en provoquant une mauvaise haleine, une transpiration moite et nauséabonde, et une urine anormale. Non, ce n'est pas quelque chose d'agréable à lire, mais nous devons utiliser des mots simples pour attirer votre attention sur ces choses-là. Et tout cela à cause d'un manque d'eau, cela donne à réfléchir. Vous, qui êtes si attentifs à votre propreté extérieure, vous vous autorisez à rester si sales à l'intérieur.

Le corps de l'homme a besoin d'eau dans tous ses organes. Il a un besoin incessant d'irrigation, et s'il en est privé, le corps souffre autant que la terre qui serait privée de son apport naturel en eau. Chaque cellule, tissus et organe a besoin d'eau pour être en bonne santé. L'eau est le liquide universel qui permet au système d'absorber et de distribuer les nutriments des aliments, et qui permet de se débarrasser des déchets. On dit souvent que le « sang est la vie », et si c'est le cas, alors comment devrait-on appeler l'eau ? Puisque sans eau, le sang ne serait que poussière. L'eau est indispensable aux reins pour qu'ils puissent remplir leur fonction qui consiste à évacuer l'urée, etc., Elle est indispensable pour sécréter la salive, la bile, le suc pancréatique, les sucs gastriques, et tous les autres sucs importants du système sans lesquels la digestion serait impossible. Coupez l'apport en liquides, et vous réduirez la production de toutes ces choses indispensables. Vous rendez-vous compte ?

Si vous en doutez, si vous croyez que ces faits ne sont que des théories des yogis, vous n'avez qu'à vous référez à n'importe quelle étude scientifique sur la physiologie rédigée par une des références occidentales de votre choix sur le sujet. Vous verrez que tout corrobore parfaitement avec ce que nous vous avons dit. Un physiologiste occidental réputé a déclaré qu'il y a une si grande quantité d'eau dans les tissus d'un système normal, que l'on peut établir l'axiome suivant : « tous les organismes vivent dans l'eau. » Et s'il n'y a pas d'eau, il ne peut y avoir de vie ou de santé.

On vous a montré que les reins sécrétaient environ un litre et demi d'urine par jour, qui est éliminée du système, emportant avec elle des déchets liquides et des substances chimiques toxiques qui ont été rassemblés par les reins. En outre, nous vous avons indiqué que la peau sécrétait presque un litre d'eau sous la forme de transpiration et de sueur en vingt-quatre heures. De plus, une quantité modérée (de trois cents à quatre cents millilitres en moyenne) est dégagée par les poumons au cours de l'expiration sur la même période. En plus d'une certaine quantité qui est libérée par les excrétions des intestins, et une petite quantité est évacuée par le système sous la forme de larmes et d'autres sécrétions et excrétions corporelles. Maintenant, quelle quantité d'eau est nécessaire pour renouveler ces pertes ? Voyons-voir. Une certaine quantité de liquide est absorbée dans le système par les aliments, surtout lorsque certains types de nourriture sont ingérés. Mais il ne s'agit que d'une petite portion en comparaison à ce qui est évacué par le système lors de son nettoyage. Les grandes références sur le sujet s'accordent à dire qu'un homme ou une femme ordinaire doit boire en moyenne deux litres à deux litres et demi par jour afin de compenser les pertes. Si le corps ne reçoit pas cette quantité, il puisera les liquides dans le système jusqu'à ce que cette personne « s'assèche » comme nous l'avons mentionné, en ayant pour conséquences la détérioration de toutes ses fonctions physiques et un « assèchement » aussi bien interne qu'externe (la machine du corps étant privée de son huile de graissage et de son agent nettoyant.)

Deux litres par jour ! Pensez-y, vous qui buvez environ cinquante centilitres, voire moins, chaque jour ! Vous demandez-vous pourquoi vous souffrez de toutes sortes de maux ? Ce n'est pas étonnant que vous ayez des indigestions, que vous soyez constipés, exsangues, nerveux et que vous vous sentiez mal. Votre corps est rempli de toutes sortes de toxines que la Nature n'a pas été capable d'éliminer et d'évacuer grâce aux reins et à la peau parce que vous l'avez privée de son apport en eau. Ce n'est pas étonnant que votre côlon soit rempli de déchets incrustés qui empoisonnent votre système, que la Nature n'a pas pu évacuer de manière habituelle parce que vous ne lui apportez pas suffisamment d'eau pour qu'elle puisse vidanger ses égouts. Ce n'est pas étonnant que vous n'ayez pas beaucoup de salive et de sucs gastriques, comment croyez-vous que la Nature puisse les fabriquer si elle n'a pas assez d'eau ? Ce n'est pas étonnant que vous manquiez de sang, où croyez-vous que la Nature puise les liquides qui fabriquent le sang ? Ce n'est pas étonnant que vos nerfs soient déconditionnés avec toutes ces anomalies. La pauvre Nature fait ce qu'elle peut malgré votre idiotie. Elle puise un peu d'eau du système afin d'empêcher la machine de s'arrêter complètement, mais elle n'ose pas trop en prendre, alors elle fait des compromis. Elle fait comme vous lorsque l'eau de la source est presque tarie, vous essayez de faire beaucoup avec peu, et devez vous contentez de ne faire les choses qu'à moitié.

Les yogis n'ont pas peur de boire suffisamment d'eau chaque jour. Ils n'ont pas peur de « fluidifier le sang » comme certaines de ces personnes « asséchées ».

La Nature rejette les surplus, s'il y en a, très rapidement et facilement. Ils n'ont pas soif « d'eau glacée », un produit non naturel de la civilisation (?), ils préfèrent une eau à 15 degrés. Ils boivent quand ils ont soif, et ils ont une soif normale qui n'a pas besoin d'être restaurée comme pour ces personnes « asséchées. » Ils boivent régulièrement, mais retenez ceci : ils ne boivent pas de grandes quantités à la fois. Ils ne « déversent » pas l'eau, qui serait pour eux une pratique anormale, non naturelle et nuisible. Ils boivent par petites quantités mais souvent au cours de la journée. Quand ils travaillent, ils ont souvent une bouteille d'eau à proximité et ils boivent régulièrement quelques gorgées.

Ceux qui ont négligé pendant plusieurs années leurs instincts naturels ont presque oublié l'habitude naturelle de boire de l'eau, et ont besoin de beaucoup d'entraînement pour la retrouver. Un peu d'entraînement vous rendra très vite le besoin en eau, et au bout d'un moment vous retrouverez la soif naturelle. Une bonne méthode consiste à avoir un verre d'eau à côté de vous, et de boire quelques gorgées régulièrement, en pensant en même temps pourquoi vous buvez. Dites-vous : « Je donne à mon corps les liquides qu'il a besoin pour fonctionner correctement, et il me remerciera en me ramenant à un état normal, en me donnant force et bonne santé, en faisant de moi un homme (ou une femme) fort, sain et naturel. »

Les yogis boivent un verre d'eau avant le coucher. Cette eau est absorbée par le système et est utilisée pour nettoyer le corps durant la nuit, les déchets étant excrétés par l'urine le lendemain. Ils boivent aussi un verre dès le lever, la théorie étant que boire de l'eau juste avant le repas permet de nettoyer l'estomac et d'éliminer les dépôts et les déchets qui se seraient installés pendant la nuit. Ils boivent généralement un verre d'eau une heure avant chaque repas, qu'ils accompagnent d'un exercice léger, sachant que cela prépare l'appareil digestif pour le repas et accentue la faim naturelle. Ils n'ont pas peur de boire un peu d'eau même durant les repas (imaginez un peu l'horreur de certains de ces « enseignants de santé » en lisant cela), mais veillent à ne pas « inonder » leur nourriture. Faire passer les aliments avec de l'eau non seulement dilue la salive, mais vous fait avaler votre nourriture sans qu'elle soit correctement imbibée par la salive et mâchée, l'ingérant avant que la Nature ne soit prête, et interfère avec la méthode yogi de mâcher la nourriture (voir le chapitre à ce sujet). Les yogis croient que l'eau est nuisible au cours du repas uniquement de cette manière (et pour cette raison seulement), ils boivent un peu d'eau à chaque repas pour ramollir la masse d'aliments dans l'estomac, et cette petite quantité ne diminue pas l'efficacité des sucs gastriques, etc.,

Beaucoup de nos lecteurs connaissent l'utilité de l'eau chaude comme un moyen de nettoyer un estomac encrassé. Nous sommes d'accord avec cette pratique, quand elle est nécessaire, mais nous pensons que si nos étudiants appliquent le style de vie du yogi, que nous expliquons dans ce livre, ils n'auront pas besoin de nettoyer un estomac encrassé : ils auront un bon estomac sain. En tant que préliminaire à une alimentation raisonnée, le malade peut avoir intérêt à boire de l'eau chaude dans ce but. La meilleure méthode est de boire lentement environ cinquante centilitres le matin, avant le petit déjeuner, ou environ une heure avant chaque repas. Cela stimulera une action musculaire dans les organes digestifs qui aura tendance à évacuer les éléments nauséabonds qui y sont stockés, que l'eau chaude aura aussi dilués et dégagés. Mais il ne s'agit là que d'une solution temporaire. La Nature ne considère pas l'eau chaude comme une boisson régulière, elle n'a besoin pour sa santé (et pour la maintenir) que d'une eau tempérée. Mais quand la santé a été perdue par transgression de ses lois, l'eau chaude est un bon moyen de faire maison nette avant de revenir à des habitudes naturelles.

Nous aurons d'autres choses à dire au sujet de l'utilisation de l'eau dans les Bains, l'utilisation externe, etc., abordée dans d'autres parties de ce livre. Pour ce chapitre nous nous sommes attardés sur son utilisation interne.

En plus des propriétés, des rôles et des utilisations de l'eau, mentionnés ci-dessus, nous ajouterons que l'eau contient aussi du Prana en grande quantité, dont une partie est absorbée par le système, surtout si celui-ci en a besoin et qu'il l'extrait. On ressent souvent le besoin de boire un verre d'eau pour son côté énergisant car, pour quelques raisons, les réserves de Prana sont basses, et la Nature, sachant qu'elle peut trouver du Prana rapidement et simplement dans l'eau, crée ce besoin. Vous vous souvenez tous comme parfois un verre d'eau fraiche agit comme un stimulant puissant, qui vous «rafraîchit», et comme il vous permet de vous remettre au travail avec un regain de vigueur et d'énergie. N'oubliez pas l'eau quand vous vous sentez «à plat». Accompagnée par la Respiration yogi, elle prodiguera à un homme une nouvelle énergie plus rapidement que n'importe quelle autre méthode. Lorsque vous buvez une gorgée d'eau, gardez-la dans votre bouche un moment avant de l'avaler. Les nerfs de la langue et de la bouche sont les premiers (et les plus rapides) à absorber le Prana et cette méthode vous sera bénéfique, surtout si vous êtes fatigués. Souvenez-vous en.

Chapitre 14
La respiration

La vie dépend entièrement de la respiration. « Le Souffle est la Vie. » Les Orientaux et les Occidentaux, bien qu'ils divergent sur les détails de la théorie et de la terminologie, s'accordent sur ces principes essentiels : Respirer c'est vivre, et sans la respiration, la vie est impossible. Non seulement les animaux supérieurs dépendent du souffle pour leur santé et pour vivre, mais les formes de vie animales inférieures doivent aussi respirer pour vivre, tout comme la plante dépend de l'air pour continuer à exister.

Le bébé prend de longues et profondes inspirations, les retient un instant pour en extraire toutes ses propriétés vitales, puis expire par un grand cri, c'est ainsi que débute sa vie sur terre. Le vieil homme expire faiblement et s'arrête de respirer, la vie est alors arrivée à sa fin. Entre la première légère inspiration du bébé, et la dernière expiration de l'homme sur son lit de mort, se trouve une longue histoire de respiration continue. La vie n'est qu'une série d'inspirations et d'expirations.

La respiration peut être considérée comme la fonction la plus importante du corps puisque, en effet, toutes les autres fonctions dépendent de celle-ci. L'homme peut continuer à vivre une certaine durée sans manger, une durée plus courte sans boire, mais sans respirer son existence se mesure en minutes.

Et non seulement l'homme dépend de la respiration pour vivre, mais il dépend aussi beaucoup de méthodes appropriées de respiration pour maintenir sa vitalité et éviter les maladies. Un contrôle intelligent de notre force respiratoire allongera notre durée de vie sur cette terre en nous apportant une plus grande vitalité et une plus grande capacité de résistance, mais au contraire, une respiration inepte et imprudente raccourcira notre espérance de vie, en diminuant notre vitalité et en nous exposant aux maladies.

L'homme, dans son état normal, n'a pas besoin d'apprendre à respirer. Comme l'animal inférieur et l'enfant, il respire naturellement et correctement, comme prévu par la nature, mais la civilisation l'a changé à cet égard et dans d'autres. Il a acquis des méthodes, des manières de marcher, de se tenir et de s'assoir inappropriées, qui l'ont démuni de son droit imprescriptible à une respiration naturelle et correcte. Il a payé le prix fort en échange de la civilisation. Le sauvage d'aujourd'hui respire naturellement, à moins qu'il n'ait été contaminé par les habitudes de l'homme civilisé.

Le pourcentage d'hommes civilisés qui respirent convenablement est très bas, et cela se voit aux poitrines recroquevillées et aux épaules tombantes, à la grande augmentation des maladies des organes respiratoires, ainsi qu'à cet effroyable monstre : la tuberculose, « le fléau blanc. » Les grandes références ont déclaré qu'une génération de personnes respirant convenablement permettra de renouveler la race, et les maladies seront si rares qu'elles en deviendraient des curiosités. Qu'on le considère d'un point de vue oriental ou occidental, le rapport entre une bonne respiration et la santé est évident et justifié.

Les enseignements occidentaux montrent que la santé physique relève sensiblement d'une bonne respiration. Les enseignants orientaux non seulement admettent que leurs collègues occidentaux ont raison, mais ajoutent qu'en plus des bénéfices physiques, une bonne respiration résultant de la connaissance de la « Science de la Respiration » pourra favoriser la force mentale, le bonheur, la maîtrise de soi, la clairvoyance, la moralité, et même la croissance spirituelle d'un homme. Des écoles entières de Philosophie Orientale ont été fondées sur cette science, et ce savoir, une fois compris et mis en pratique par les peuples occidentaux (leur point fort) accomplira des merveilles chez eux. La théorie orientale, combinée à la pratique occidentale, produira une digne descendance.

Cette étude reprendra la « Science du Souffle » du yogi, qui inclus non seulement tout ce qui est connu des physiologistes et des hygiénistes occidentaux, mais aussi l'aspect surnaturel du sujet. En plus d'indiquer la voie vers la santé physique, s'inscrivant dans la lignée de ce que les scientifiques occidentaux ont désigné de « respiration profonde » etc., elle aborde également les phases moins connues du sujet. Le yogi effectue des exercices qui lui permettent d'obtenir le contrôle de son corps, et d'envoyer à n'importe quel organe ou partie un flux accru de force vitale, ou de « Prana », afin de les renforcer et de les revigorer. Il est conscient que tous ses confrères scientifiques occidentaux connaissent l'effet physiologique d'une bonne respiration. Il sait aussi que l'air contient bien plus que de l'oxygène, de l'hydrogène et du nitrogène, et qu'il se passe quelque chose en plus de la simple oxygénation du sang. Il voit quelque chose à propos du « Prana », que ses collègues occidentaux ignorent. Il est très sensible à la nature et à la manière de manipuler ce grand principe d'énergie, et il possède une connaissance totale de son effet sur le corps et l'esprit humain. Le yogi est conscient que la respiration rythmique permet d'être en vibration harmonieuse avec la nature et permet d'aider au développement des capacités latentes. Il sait que grâce à la respiration contrôlée, il peut guérir les maladies qui l'habitent et celles des autres personnes, mais il peut aussi se débarrasser de la peur et de l'inquiétude ainsi que des émotions primaires.

À l'étude de la question de la respiration, nous devons commencer en tenant compte du mécanisme concerné par les mouvements respiratoires. Le mécanisme de la respiration se présente par (1) le mouvement élastique des poumons, et (2) l'action des côtés et du fond de la cage thoracique où se trouvent les poumons. Le thorax est la partie du tronc comprise entre le cou et l'abdomen, et la cage thoracique contient notamment les poumons et le cœur. Elle est soutenue par la colonne vertébrale, le cartilage des côtes, le sternum, et en-dessous par le diaphragme. On le désigne généralement par « la poitrine. » Souvent comparé à un boîte hermétique conique dont la petite extrémité est tournée vers le haut, le dos de la boîte représentant la colonne vertébrale, l'avant le sternum et les côtes.

Les côtes sont au nombre de vingt-quatre, douze de chaque côté, et sortent de chaque côté de la colonne vertébrale. Les sept paires supérieures sont les « vraies côtes », elles sont reliées directement au sternum, alors que les cinq paires inférieures sont appelées « fausses côtes » ou « côtes flottantes » car elles ne sont pas reliées comme les précédentes, les deux côtes supérieures étant unies aux côtes sus-jacentes par leur cartilage, les autres ne possèdent pas de cartilage, leurs extrémités avant étant libres. Les côtes sont déplacées au cours de la respiration par deux couches musculaires superficielles, appelées les muscles intercostaux. Le diaphragme, la cloison musculaire mentionnée auparavant, sépare la poitrine de la cavité abdominale.

Au cours de l'inspiration, les muscles se contractent, créant un vide dans les poumons afin de de provoquer une entrée air, conformément à la physique. Tout dépend des muscles impliqués durant la respiration, que nous appellerons, pour plus de commodité, « les muscles respiratoires. » Sans l'aide de ces muscles, les poumons ne pourraient pas se gonfler. La Science du Souffle dépend en grande partie de la bonne utilisation et du contrôle de ces muscles. La bonne maîtrise de ces muscles apportera la capacité de produire le degré maximum d'expansion des poumons, et d'obtenir dans le système la plus grande quantité d'éléments vitaux contenus dans l'air.

Le yogi distingue quatre méthodes générales de la Respiration, à savoir :

1. La Haute Respiration ;

2. La Moyenne Respiration ;

3. La Basse Respiration ;

4. La Respiration Complète du yogi.

La Haute Respiration

Cette forme de respiration est connue sous le nom de Respiration Claviculaire en Occident. Une telle respiration soulève les côtes et élève la clavicule et les épaules, tout en rentrant l'abdomen qui pousse son contenu contre le diaphragme, qui se soulève à son tour.

La partie supérieure de la poitrine et des poumons, qui est la plus petite, est utilisée et par conséquent, seulement une quantité minimum d'air entre dans les poumons. En outre, le diaphragme étant soulevé, aucune expansion n'est possible dans cette direction. Une étude de l'anatomie de la poitrine convaincra n'importe quel étudiant que de cette manière, un maximum d'effort est employé pour obtenir un minimum de résultat.

La Haute Respiration est probablement la pire forme de respiration connue de l'homme et demande la plus grande dépense d'énergie pour les plus petits avantages. C'est une méthode gaspilleuse d'énergie à faible rendement. Elle est très courante chez les peuples occidentaux, beaucoup de femmes y sont dépendantes, et même les chanteurs, les prêtres, les avocats et d'autres, qui devraient faire preuve de bon sens, l'utilisent inconsciemment.

Beaucoup de maladies des organes vocaux et respiratoires sont directement dues à cette méthode barbare de respiration, et la fatigue des organes délicats engendrée par cette méthode se résulte souvent par des voix sèches et désagréables comme on entend partout. Beaucoup de personnes qui respirent de cette manière deviennent dépendantes de la pratique odieuse de la « respiration orale », décrite au cours d'un chapitre précédent.

Si l'étudiant a le moindre doute sur ce que nous venons de dire, concernant cette forme de respiration, laissez-le faire l'expérience, d'expirer tout l'air de ses poumons, puis en se tenant debout, les bras le long du corps, laissez-le soulever ses épaules et la clavicule et inspirer. Il verra que la quantité d'air inspirée sera bien inférieure qu'à l'habitude. Laissez-le alors inspirer profondément après avoir baissé les épaules et la clavicule, il aura alors eu un exemple pratique de cette respiration, dont il se souviendra bien plus longtemps que n'importe quels mots entendus ou écrits.

La Moyenne Respiration

Cette méthode de respiration est connue des étudiants occidentaux comme la Respiration Costale, ou Intercostale, et bien qu'elle soit moins répréhensible que la Haute Respiration, elle est bien plus inférieure à la Basse Respiration et à la Respiration Complète du yogi. Au cours de la Moyenne Respiration, le diaphragme est poussé vers le haut, et l'abdomen est rentré. Les côtes s'élèvent légèrement et la poitrine est en partie étendue. Cette respiration est très courante chez les hommes qui ne se sont pas intéressés à ce sujet. Comme il existe deux meilleures méthodes, nous ne ferons que passer notre chemin, afin de retenir votre attention sur ses défauts.

La Basse Respiration

Cette forme de respiration est bien meilleure que les deux précédentes, et ces dernières années beaucoup d'écrivains occidentaux ont vanté ses mérites et l'ont utilisée sous le nom de «Respiration Abdominale», «Respiration Profonde», «Respiration Diaphragmatique» etc., etc., et cela a accompli un grand bien en attirant l'attention du public sur ce sujet, et beaucoup ont été induis à la remplacer à la place des méthodes inférieures et nuisibles mentionnées ci-dessus. Beaucoup de «systèmes» de respiration ont été construits autour de la Basse Respiration, et des étudiants ont payé cher pour apprendre les nouveaux systèmes. Mais comme nous l'avons indiqué, un grand bien en est sorti, et après tout, les étudiants qui payèrent le prix fort pour l'apprendre en ont sans aucun doute eu pour leur argent s'ils en sont venus à abandonner les anciennes méthodes de la Haute Respiration et de la Moyenne Respiration.

Bien que beaucoup de références occidentales écrivent et parlent de cette méthode comme étant la meilleure forme connue de respiration, les yogis savent qu'elle ne fait que partie d'un système qu'ils utilisent depuis des siècles et qu'ils appellent «La Respiration Complète.» Il faut cependant admettre qu'il faut tout d'abord connaître les principes de la Basse Respiration avant de pouvoir comprendre la notion de la Respiration Complète.

Revenons-en au diaphragme. Qu'est-ce que c'est exactement ? Nous avons vu qu'il s'agit d'une grande cloison musculaire qui sépare la poitrine et son contenu de l'abdomen et de ce qu'il contient. En position de repos, il a une forme concave contre l'abdomen. Cela signifie que le diaphragme, vu depuis l'abdomen, serait tel le ciel vu de la terre,

l'intérieur d'un dôme. Par conséquent, les côtés du diaphragme, vers les
organes thoraciques, ont une forme arrondie protubérante, semblable à
une colline. En action, la colline est abaissée, et le diaphragme appuie
contre les organes abdominaux et force le ventre à se gonfler.

En Basse Respiration, les poumons ont plus de liberté que dans les
autres méthodes mentionnées précédemment, et de ce fait, plus d'air
est inspiré. Ce fait a amené la plupart des écrivains occidentaux à parler et à écrire de la Basse Respiration (qu'ils nomment Respiration
Abdominale) comme étant la méthode supérieure à toutes celles connues de la science. Cependant, le yogi oriental, connaît cette méthode
depuis bien longtemps, et seuls de rares écrivains occidentaux ont re-
connu ce fait. Le problème avec toutes les méthodes de respiration,
autre que la «Respiration Complète du yogi», repose sur le fait que
chacune d'elles ne remplit au mieux qu'une partie seulement des poumons d'air, même avec la Basse Respiration. La Haute Respiration ne
remplit que leur partie supérieure. La Moyenne Respiration remplit
uniquement la partie centrale et une portion des parties supérieures.
La Basse Respiration remplit seulement les parties inférieure et centrale. Il est alors évident que n'importe quelle méthode qui remplirait
les poumons dans leur intégralité sera bien préférable à celles qui ne les
remplissent qu'en partie. N'importe quelle méthode qui remplirait les
poumons dans leur intégralité sera la plus bénéfique à l'homme afin de
lui permettre d'absorber la plus grande quantité d'oxygène et de stocker
le plus de Prana. La Respiration Complète est considérée par les yogis
comme étant la meilleure méthode de respiration connue de la science.

La Respiration Complète

La Respiration Complète rassemble tous les avantages de la Haute,
Moyenne et Basse respirations mais en se débarrassant de leurs in-
convénients. Elle utilise l'appareil respiratoire dans son ensemble,
l'intégralité des poumons, chaque alvéole, chaque muscle respiratoire.
Tout l'organisme respiratoire réagit à cette méthode de respiration, qui
en tire un maximum d'avantages en dépensant un minimum d'énergie.

Le volume de la cage thoracique est augmentée dans toutes les directions dans les limites normales de ses capacités, et chaque partie du mécanisme réalise ses fonctions et son activité naturels.

Un des aspects les plus importants de cette méthode de respiration est que les muscles respiratoires sont pleinement employés alors que les autres méthodes n'en utilisent qu'une partie. Au cours de la Respiration Complète, en plus d'autres muscles, ceux contrôlant les côtes sont davantage utilisés, ce qui accroît l'espace où les poumons peuvent se gonfler, mais aussi apporte le soutient adéquat aux organes si nécessaire, la Nature profitant de la perfection du principe de levier au cours de ce processus. Certains muscles maintiennent fermement les côtes inférieures en position, pendant que d'autres muscles élèvent les côtes vers l'extérieur.

D'autre part, avec cette méthode, le diaphragme est parfaitement contrôlé, il peut accomplir ses fonctions correctement et d'une telle manière qu'il peut être utilisé à son maximum.

Lors du mouvement des côtes, évoqué ci-dessus, les côtes inférieures sont contrôlées par le diaphragme qui les tire légèrement vers le bas, tandis que d'autres muscles les maintiennent en place, et que les muscles intercostaux les poussent vers l'extérieur. Cette action combinée augmente alors au maximum l'espace central de la cage thoracique. Outre cette action musculaire, les côtes supérieures sont aussi soulevées et poussées vers l'extérieur par les muscles intercostaux, ce qui accroît au maximum l'espace dans la région thoracique supérieure.

Si vous avez étudié les caractéristiques spéciales des quatre méthodes de respiration qui ont été présentées, vous remarquerez immédiatement que la Respiration Complète rassemble tous les avantages des trois autres méthodes, en plus des avantages mutuels résultant de l'action combinée des régions thoraciques centrale et supérieure à celle du diaphragme, en plus du rythme normal ainsi produit.

La Respiration Complète du yogi est la respiration fondamentale sur laquelle se base la Science du Souffle du yogi, et l'étudiant doit réellement en prendre connaissance et la maîtriser parfaitement avant qu'il ne puisse espérer obtenir des résultats par les autres formes de respiration mentionnées et expliquées dans ce livre. Il ne doit pas se contenter de l'apprendre qu'à moitié, mais il doit s'impliquer entièrement dans son étude jusqu'à ce qu'elle devienne sa méthode naturelle de respiration. Cela demandera du travail, du temps et de la patience, mais sans cela, il n'accomplira rien. Il n'existe pas de voie royale menant à la Science du Souffle, et l'étudiant doit être prêt à s'entraîner et à étudier sérieusement s'il souhaite en tirer des résultats. Ceux-ci, obtenus grâce à une maîtrise complète de la Science du Souffle, sont grands, et quiconque les obtient ne retournera volontairement aux anciennes méthodes, il dira à ses amis qu'il a été entièrement récompensé pour ses efforts. Nous disons cela maintenant afin que vous puissiez vraiment prendre conscience de la nécessité et de l'importance de maîtriser cette méthode fondamentale de la Respiration yogi, au lieu de la survoler et de vous attarder sur une de ses variations qui semble intéressante et que nous aborderons plus loin dans ce livre. Encore une fois, nous vous disons : Commencez bien, et vous obtiendrez les bons résultats. Mais négligez vos bases et tout ce que vous aurez bâti s'effondrera tôt ou tard.

La meilleure manière de vous enseigner comment développer la Respiration Complète du yogi est sans doute de vous donner des consignes simples sur le souffle lui-même, puis de les accompagner par des remarques générales à son propos, et enfin de vous donner des exercices pour développer votre poitrine, les muscles et les poumons qui ont été laissés à l'abandon du fait de mauvaises méthodes de respiration. Ici, nous souhaitons indiquer que la Respiration Complète n'est pas une méthode forcée ou anormale, mais qu'au contraire, il s'agit d'un retour aux sources, d'un retour à la Nature. Le sauvage adulte et l'enfant civilisé en bonne santé respirent tous les deux de cette manière, mais l'homme civilisé a acquis des styles de vie, de se vêtir, etc., anormaux et a perdu son droit imprescriptible. Nous voulons rappeler au lecteur que la Respiration Complète ne demande pas nécessairement de remplir entièrement les poumons à chaque inspiration. On peut inspirer une quantité moyenne d'air avec cette méthode et distribuer l'air, en petite ou grande quantité, à toutes les parties des poumons. Il faut cependant inspirer plusieurs fois par jour des séries entières de Respiration Complète, dès que vous en avez l'occasion, afin de maintenir le système en bon état.

Ce simple exercice vous donnera une bonne idée de ce qu'est la Respiration Complète :

1. Levez-vous, ou tenez-vous droit. Respirez par les narines, inspirez de manière continue, en remplissant tout d'abord la partie inférieure des poumons, qui s'accomplit en utilisant le diaphragme. Celui-ci descend et exerce une petite pression sur les organes abdominaux, étendant les parois avant du ventre. Puis remplissez la partie centrale des poumons, en écartant vos côtes inférieures, vos clavicules et la poitrine. Ensuite, remplissez la partie supérieure des poumons en faisant ressortir la région supérieure du thorax qui s'élève alors, ainsi que les six ou sept paires de côtes supérieures. Enfin, au dernier mouvement, rentrez légèrement la partie inférieure du ventre afin de supporter les poumons et de les aider à remplir leurs parties supérieures.

   À première vue, à la lecture de cet exemple, il semble que cette respiration se compose de trois mouvements distincts. Néanmoins, ce n'est pas vrai. L'inspiration est continue, toute la cage thoracique, allant du diaphragme abaissé au plus haut point de la poitrine, dans la région de la clavicule, se gonfle en un mouvement uniforme. Evitez les séries d'inspiration saccadées et essayez de réaliser une action régulière et continue. En vous entraînant, vous perdrez la tendance à diviser l'inspiration en trois mouvements, ce qui résultera en un souffle uniforme et continu. Vous serez capables d'effectuer l'inspiration en quelques secondes après un peu de pratique.

2. Retenez votre souffle quelques secondes.

3. Expirez assez lentement, tout en maintenant fermement votre poitrine, et rentrez un peu votre ventre, en l'élevant doucement pendant que l'air sort des poumons. Une fois l'air entièrement expiré, détendez votre poitrine et le ventre. Cette partie deviendra plus facile après un peu d'entraînement, et les mouvements, une fois acquis, deviendront ensuite presque automatiques.

Il ressort de cette méthode de respiration que toutes les parties de l'appareil respiratoire sont mises en mouvement, et que toutes les parties des poumons, ainsi que les alvéoles les plus isolées, sont utilisées. La cage thoracique s'étend dans toutes les directions. Vous remarquerez aussi que la Respiration Complète est finalement une combinaison des Basse, Moyenne et Haute Respirations qui se suivent rapidement dans cet ordre, afin de former une seule respiration uniforme, continue et complète.

Vous trouverez plus facile de vous exercez devant un grand miroir, en plaçant vos mains légèrement sur le ventre pour sentir ses mouvements. À la fin de l'inspiration, il est bon de parfois soulever légèrement les épaules pour élever la clavicule et laisser l'air entrer librement dans le petit lobe supérieur du poumon droit, où se développe souvent la tuberculose.

Au début de votre pratique, vous aurez plus ou moins du mal à trouver la Respiration Complète, mais c'est en forgeant qu'on devient forgeron, et lorsque vous y arriverez, vous ne retournerez jamais volontairement aux anciennes méthodes.

Chapitre 15
Les effets d'une bonne respiration

On ne peut pas en dire assez sur les avantages qui accompagnent la pratique de la Respiration Complète. Et pourtant, l'étudiant qui a lu attentivement les pages précédentes n'a nullement besoin qu'on les lui indique. La pratique de la Respiration Complète protégera l'homme ou la femme contre la tuberculose et d'autres maladies pulmonaires, et ils ne seront plus sujet à attraper des «rhumes» ou d'autres faiblesses bronchiques similaires. La tuberculose est généralement due à une baisse de vitalité provoquée par une quantité insuffisante d'air inspiré. La perte de vitalité rend le système vulnérable aux attaques des microbes pathogènes. Une mauvaise respiration laisse une grande partie des poumons inactive, ce qui offre alors un terrain hospitalier pour les bacilles, qui provoquent des ravages une fois installées dans les tissus affaiblis. Un tissu pulmonaire en bonne santé résistera aux microbes, et la seule façon d'avoir un tissu pulmonaire en bonne santé est d'utiliser correctement les poumons.

Les personnes atteintes de tuberculose ont pratiquement toutes une poitrine étroite. Qu'est-ce que cela signifie? Tout simplement que ces personnes étaient dépendantes de mauvaises habitudes respiratoires et que, par conséquence, leur poitrine n'a pu se développer et se gonfler. L'homme qui pratique la Respiration Complète aura une poitrine pleine et large, et l'homme qui a une poitrine étroite pourra la développer à une taille normale s'il adopte cette manière de respirer. Ces personnes doivent développer leur cage thoracique, il en va de leur vie. On peut souvent éviter les rhumes en effectuant une respiration complète un peu vigoureuse quand vous vous sentez particulièrement exposés. Quand vous avez froid, respirez vigoureusement quelques minutes et vous sentirez comme un rayonnement dans tout votre corps. La plupart des rhumes peuvent être guéris en un jour grâce à la respiration complète et à un jeûne partiel.

La qualité du sang dépend grandement de sa bonne oxygénation dans les poumons, et s'il est sous-oxygéné, il s'appauvrit et se charge de toutes sortes d'impuretés, et le système souffre alors du manque de nutriments et est même souvent empoisonné par les déchets contenus dans le sang qui n'ont pas été éliminés. Comme le corps dans son ensemble, chaque organe, chaque partie, dépend du sang pour son alimentation, un sang impur aura de graves conséquences sur l'ensemble du système. La solution est simple : pratiquez la Respiration Complète du yogi.

L'estomac, ainsi que les autres organes de l'alimentation, souffrent grandement d'une mauvaise respiration. Non seulement ils sont mal alimentés à cause d'un manque en oxygène, mais comme les aliments doivent absorber l'oxygène du sang pour s'oxygéner avant d'être digérés et assimilés, il devient alors évident qu'une mauvaise respiration perturbe la digestion et l'assimilation des nutriments. Et dès que l'assimilation est anormale, le système est de moins en moins alimenté, on perd alors l'appétit, la force physique diminue et on s'affaiblit, l'homme dépérit et se meurt. Tout cela à cause d'une mauvaise respiration.

Même le système nerveux souffre d'une mauvaise respiration, dans la mesure où le cerveau, la colonne vertébrale, les centres nerveux et les nerfs eux-mêmes, quand ils sont sous-alimentés par le sang, deviennent des outils inutiles et inefficaces pour générer, stocker et transmettre les courants nerveux. Et ils le deviendront s'il n'y a pas suffisamment d'oxygène absorbé par les poumons. Une autre dimension à cette situation, où les courants nerveux, ou plutôt la force qui produit ces courants, s'affaiblissent par manque d'une respiration appropriée, mais cela concerne une autre phase du sujet que nous aborderons au cours des prochains chapitres de ce livre. Notre but ici est d'attirer votre attention sur le fait que le mécanisme du système nerveux devient un outil inutile pour transporter la force nerveuse, et ce par conséquence indirecte d'une mauvaise respiration.

Au cours de la respiration complète, lors de l'inspiration, le diaphragme se contracte et exerce une légère pression sur le foie, l'estomac et les autres organes, qui, avec le rythme et l'action des poumons, tend à créer un massage en douceur de ces organes et stimule leur activité, favorise leur bon fonctionnement. Chaque inspiration aide cet exercice interne, et assiste à créer une circulation normale vers les organes de l'alimentation et de l'élimination. En haute ou moyenne respiration, les organes perdent les avantages apportés par ce massage interne.

L'Occident accorde actuellement beaucoup d'attention à la culture physique, ce qui est une bonne chose. Mais dans son enthousiasme, il ne doit pas oublier que l'exercice des muscles externes ne constitue pas tout. Les organes internes doivent aussi être exercés, et la Nature a prévu qu'une bonne respiration réalisera cet exercice. Le diaphragme est l'outil principal de la Nature pour son exercice interne. Son mouvement fait vibrer les organes essentiels à l'alimentation et à l'élimination, et les masse et les presse à chaque inspiration et expiration, forçant le sang à circuler en eux, puis à en sortir, tout en leur donnant un ton général.

Tout organe ou partie du corps qui n'est pas exercé s'atrophiera progressivement et refusera de fonctionner correctement. Le manque d'exercice interne, réalisé par le diaphragme, produira des organes malades. La Respiration Complète transmet le bon mouvement au diaphragme et exerce les régions thoraciques centrale et supérieure. Il s'agit véritablement d'une action « complète.»

Du seul point de vue de la physiologie occidentale, sans faire référence aux philosophies et aux sciences orientales, la méthode de la respiration complète du yogi est d'une importance capitale pour chaque homme, femme et enfant qui souhaite être en bonne santé et le rester. Sa simplicité rebute des milliers à l'envisager sérieusement, alors qu'ils dépensent des fortunes pour trouver la santé par des « méthodes» compliquées et couteuses. La santé frappe à leur porte et ils n'ouvrent pas. En vérité, la pierre que les bâtisseurs rejettent se trouve être la véritable pierre angulaire de leur Temple de la Santé.

Chapitre 16
Exercices de respiration

Voici trois formes de respiration très appréciées des yogis. La première, bien connue, est la Respiration Purificatrice du yogi, à laquelle on attribue la grande résistance pulmonaire des yogis. Ils ont coutume de terminer un exercice respiratoire par cette Respiration Purificatrice, dont nous avons suivi la méthode dans ce livre. Nous présentons également l'Exercice de Dynamisme Nerveux du yogi, transmis entre générations de yogis depuis des siècles, qui n'a pu être perfectionné par les professeurs de culturisme occidentaux, bien que certains d'entre eux aient « emprunté » cette méthode à des maîtres yogi. En outre, nous vous montrons la Respiration Vocale du yogi, à laquelle la classe supérieure des yogis orientaux doivent en grande partie leur voix mélodieuse et énergique. Nous estimons que si ce livre ne contenait que ces trois exercices, il ne serait alors d'aucune utilité aux étudiants occidentaux. Considérez donc ces exercices comme un cadeau de la part de vos frères orientaux, et mettez-les en pratique.

La Respiration Purificatrice

Les yogis privilégient une forme de respiration qu'ils pratiquent lorsqu'ils ressentent le besoin d'oxygéner ou de purifier les poumons. Cette respiration conclut une majorité de leurs autres exercices respiratoires, que nous avons abordés dans ce livre. La respiration purificatrice oxygène et purifie les poumons, stimule les alvéoles et donne un ton général aux organes respiratoires, ce qui favorise leur bonne santé générale. Hormis cet effet, il s'avère qu'elle rafraîchit aussi grandement le système dans son intégralité. Les orateurs, les chanteurs, etc., trouveront cette respiration particulièrement reposante après avoir éprouvé les organes respiratoires.

1. Inspirez complètement.

2. Retenez votre respiration quelques secondes.

3. Avancez le bout des lèvres comme si vous vouliez siffler (mais sans gonfler les joues), et expirez un peu d'air vigoureusement. Puis, attendez un instant, toujours en retenant l'air inspiré, et expirez à nouveau un peu d'air. Répétez cela jusqu'à expiration complète de l'air. N'oubliez pas d'expirer énergiquement par la bouche.

Cette respiration vous sera très agréable, surtout si vous êtes fatigués ou vous vous sentez « vidés ». L'étudiant sera convaincu de son efficacité en l'essayant. Cette exercice doit être pratiqué jusqu'à ce qu'il devienne naturel, aisé et parfaitement compris puisqu'il est effectué en conclusion de nombreux autres exercices expliqués dans ce livre.

La Respiration de Dynamisme Nerveux

Il s'agit d'un exercice très répandu chez les yogis qui le considèrent comme un des plus grands stimulant et tonifiant nerveux connu par l'homme. Son but est de stimuler le système nerveux, et de développer la force, l'énergie et la vitalité des nerfs. Cet exercice crée une pression stimulante sur les centres nerveux importants, qui, à leur tour, stimulent et dynamisent l'ensemble du système nerveux et envoient un flux accru de force nerveuse à toutes les parties du corps.

1. Tenez-vous droit.

2. Inspirez complètement, et retenez votre respiration.

3. Tendez vos bras devant vous, en les gardant assez décontractés et relâchés, en utilisant un minimum de force nerveuse pour les tenir tendus.

4. Rapprochez doucement vos mains vers vos épaules, en contractant petit à petit vos muscles en y mettant de la force, de sorte que lorsque vous touchez vos épaules, vos poings seront si serrés qu'ils en trembleront.

5. Puis, tout en continuant à contracter les muscles, étendez lentement vos poings avant de replier rapidement vos bras (toujours en contractant) plusieurs fois.

6. Expirez vigoureusement par la bouche.

7. Effectuez la Respiration Purificatrice.

L'efficacité de cet exerce repose grandement sur la vitesse à laquelle vous repliez vos bras, sur la tension des muscles et, bien sûr, sur les poumons gonflés. C'est en essayant qu'on peut apprécier cet exercice. Il est un « remontant » inégalé, comme diraient nos amis occidentaux.

La Respiration Vocale

Les yogis connaissent une forme de respiration qui développe la voix. Ils sont connus pour leurs voix magnifiques, fortes, douces, claires et claironnantes. Ils ont pratiqué cette forme particulière d'exercice respiratoire qui a rendu leurs voix douces, belles et souples en leur conférant ce caractère dansant, indescriptible et particulier, associé à une grande force. Avec le temps, l'exercice expliqué ci-dessous conférera à l'étudiant assidu ces qualités, ou la voix yogi. Il faut bien sûr comprendre que cette forme de respiration ne doit être pratiquée qu'occasionnellement, et non pas comme une respiration régulière.

1. Inspirez complètement très doucement, en continu, par vos narines, en allant le plus lentement possible.

2. Retenez votre respiration quelques secondes.

3. Expirez l'air énergiquement en un souffle, par la bouche grande ouverte.

4. Reposez vos poumons en effectuant la Respiration Purificatrice.

Sans aller plus en détails sur les théories du Yoga de la production de son en parlant et en chantant, nous tenons à dire que l'expérience leur a appris que le timbre, la qualité et la force vocale ne dépendent pas uniquement des organes vocaux dans la gorge, mais aussi des muscles faciaux, etc. qui prennent une part très importante. Certains hommes à la poitrine développée ne produisent qu'un faible son, tandis que d'autres aux poitrines plus petites en comparaison, produisent des sons de qualité et incroyablement puissants. Voici une expérience qui vaut la peine d'être essayée :

1. Tenez-vous devant un miroir, tendez vos lèves et sifflez. Remarquez la forme de votre bouche et l'expression d'ensemble de votre visage.

2. Puis, parlez ou chantez comme vous le feriez habituellement et observez la différence.

3. Recommencez alors à siffler pendant quelques secondes, puis, *sans changer la position de vos lèvres ou d'expression*, chantez quelques notes et voyez comme le son produit est énergique, clair et beau.

Les sept exercices suivants sont les préférés des yogis pour développer les poumons, les muscles, les ligaments, les alvéoles, etc. Ils sont assez simples mais d'une extrême efficacité. Ne laissez pas leur simplicité vous rebuter car ils sont le résultat d'expérimentations et de pratiques minutieuses réalisées par les yogis, ils sont l'essence de nombreux exercices complexes et difficiles, dont on aurait éliminé les parties accessoires et gardé l'essentiel.

La Respiration Retenue

Il s'agit d'un exercice très important qui renforcera et développera les muscles respiratoires ainsi que les poumons, sa pratique régulière gonflera également la poitrine. Les yogis ont remarqué que retenir sa respiration de temps à autre, après avoir rempli les poumons grâce à la Respiration Complète, est très bénéfique pour les organes respiratoires mais aussi pour les organes de l'alimentation, le système nerveux et même le sang. Ils ont vu que retenir sa respiration ponctuellement aura tendance à purifier l'air de précédentes inspirations qui est gardé dans les poumons, et ainsi de mieux oxygéner le sang. Ils savent également que retenir ainsi sa respiration rassemble tous les déchets, puis les éléments appauvris sont expulsés du système à l'expiration et les poumons sont purifiés de la même manière qu'un laxatif nettoie les intestins. Les yogis recommandent la pratique de cet exercice pour diverses maladies intestinales, du foie et du sang, et estiment aussi qu'il débarrasse de la mauvaise haleine, souvent causée par des poumons sous-oxygénés. Nous recommandons à nos étudiants d'accorder une grande attention à cet exercice très bénéfique. Les instructions suivantes vous donneront une bonne idée de ce dont il s'agit :

1. Tenez-vous droit.

2. Inspirez complètement.

3. Retenez votre souffle aussi longtemps que cela vous est confortable.

4. Expirez vigoureusement par la bouche.

5. Effectuez la Respiration Purificatrice.

Au début, vous ne pourrez retenir votre respiration qu'un court instant, mais avec de l'entraînement vous vous améliorerez. Chronométrez-vous avec une montre si vous voulez noter votre progression.

La Stimulation des Alvéoles

Cet exercice vise à stimuler les alvéoles des poumons, mais les débutants ne doivent pas en abuser, et il ne faut en aucun cas le pratiquer trop vigoureusement. Certains pourront ressentir un petit vertige après leurs premiers essais, dans ce cas-là, marchez un peu et interrompez l'exercice un moment.

1. Tenez-vous droit.

2. Inspirez très lentement et progressivement.

3. Tout en inspirant, tapez légèrement la poitrine à des endroits différents avec le bout de vos doigts.

4. Une fois les poumons remplis, retenez votre respiration et caressez votre poitrine avec les paumes de vos mains.

5. Effectuez la Respiration Purificatrice.

Cet exercice, qui est bien connu de la pratique du Yoga, tonifie et stimule grandement l'ensemble du corps. Un grand nombre des alvéoles des poumons deviennent inactives à cause d'une respiration incomplète, et deviennent parfois presque atrophiées. Celui qui pratique depuis des années une respiration incomplète trouvera difficile de stimuler l'ensemble de ces alvéoles maltraitées à la fois pour les remettre en activité en réalisant la Respiration Complète, mais cet exercice aidera énormément à réaliser ce résultat et mérite, par conséquent, d'être étudié et pratiqué.

L'Étirement Costal

Nous avons expliqué que les côtes sont attachées grâce à leur cartilage, qui permet une dilatation importante. Avec une bonne respiration, les côtes jouent un rôle essentiel, et il est bon d'effectuer occasionnellement des exercices un peu spéciaux afin d'entretenir leur souplesse. Se tenir debout, ou s'asseoir dans une position non naturelle, dont beaucoup d'Occidentaux sont dépendants, a tendance à raidir ou à réduire plus ou moins l'élasticité des côtes, et cet exercice sera très utile pour en venir à bout.

1. Tenez-vous droit.

2. Placez vos bras de chaque côté du corps, aussi haut que vous pouvez sous vos aisselles, de sorte que vos pouces atteignent votre dos, que vos paumes soient sur les côtés de la poitrine et que vos doigts soient à l'avant sur la poitrine.

3. Inspirez complètement.

4. Retenez votre respiration un court instant.

5. Puis, pressez doucement vos flancs en expirant lentement.

6. Effectuez la Respiration Purificatrice.

Faites preuve de modération dans la réalisation de cet exercice et n'en n'abusez pas.

Le Gonflement Thoracique

La poitrine a tendance à se rentrer à force de nous pencher au cours de notre travail. Cet exercice sera très bénéfique afin de retrouver une position naturelle et de développer la poitrine.

1. Tenez-vous droit.

2. Inspirez complètement.

3. Retenez votre respiration.

4. Tendez vos bras devant vous et ramenez vos poings fermés l'un contre l'autre au niveau des épaules. (Position 4)

5. Puis, ramenez énergiquement vos poings en arrière d'un mouvement latéral, pour qu'ils soient au niveau de vos épaules. (Position 5)

6. Puis, revenez en Position 4, et ramenez vos poings en Position 5. Répétez.

7. Expirez vigoureusement par la bouche.

8. Effectuez la Respiration Purificatrice.

Faites preuve de modération dans la réalisation de cet exercice et n'en n'abusez pas.

L'Exercice de Marche

1. Marchez la tête haute, le menton légèrement rentré, les épaules en arrière et d'un pas mesuré.

2. Inspirez complètement, et comptez (dans votre tête) 1, 2, 3, 4, 5, 6, 7, 8, une mesure à chaque pas et de sorte que l'inspiration s'étale sur ces huit mesures.

3. Expirez lentement par les narines, en comptant de la même
   manière : 1, 2, 3, 4, 5, 6, 7, 8, une mesure à chaque pas.

4. Répétez jusqu'à ce que vous commenciez à fatiguer. Reposez-
   vous alors un temps, et reprenez quand vous voulez. Répétez
   plusieurs fois par jour.

Certains yogis diversifient cet exercice en retenant la respiration sur
une mesure de 1, 2, 3, 4, puis en expirant sur une mesure à huit pas.
Pratiquez la méthode qui vous convient le mieux.

L'Exercice Matinal

1. Tenez-vous au garde à vous, la tête haute, les yeux regardant
   droit devant, les épaules en arrière, les genoux raidis, les bras le
   long du corps.

2. Mettez-vous doucement sur la pointe des pieds, inspirez complètement, en continu et lentement.

3. Retenez votre respiration quelques secondes, toujours dans la
   même position.

4. Revenez doucement à votre première posture tout en expirant
   lentement par les narines.

5. Effectuez la Respiration Purificatrice.

Répétez plusieurs fois, en modifiant les postures : utilisez uniquement
la jambe droite puis uniquement la jambe gauche.

La Stimulation de la Circulation

1. Tenez-vous droit.

2. Inspirez complètement et retenez votre respiration.

3. Penchez-vous légèrement en avant, empoignez un bâton ou une canne fermement et appuyez progressivement de toute votre force sur votre prise.

4. Relâchez votre prise, revenez en première position, et expirez doucement.

5. Répétez plusieurs fois.

6. Terminez par la Respiration Purificatrice.

Cet exercice peut être réalisé sans accessoire, seulement en imaginant tenir une canne et en utilisant la volonté pour appuyez dessus. Il s'agit d'un des exercices de prédilection de la méthode yogi pour stimuler la circulation en conduisant le sang artériel aux extrémités et en ramenant le sang veineux vers le cœur et les poumons afin qu'il absorbe l'oxygène de l'air inspiré. Dans le cas d'une mauvaise circulation, les poumons n'ont pas suffisamment de sang pour absorber la quantité accrue d'oxygène inspiré, et le système ne peut retirer au maximum les bénéfices d'une meilleure respiration. C'est particulièrement dans ces cas-là qu'il faut pratiquer cet exercice occasionnellement en plus de l'habituelle Respiration Complète.

Chapitre 17
La différence entre la respiration nasale
et la respiration orale

Une des premières leçons de la Science de la respiration du yogi est d'apprendre à respirer par les narines et de se débarrasser de la respiration orale.

Le mécanisme de la respiration de l'homme est construit de sorte qu'il puisse respirer soit par la bouche, soit par les tubes nasaux, mais il lui est vital de savoir quelle méthode il utilise puisqu'une lui prodiguera santé et force, tandis que l'autre sèmera maladie et faiblesse.

Il est inutile d'indiquer à l'étudiant que la méthode de respiration appropriée est d'inspirer par les narines, mais hélas! l'ignorance des peuples civilisés sur ce sujet est effarante. Nous voyons des personnes de tous les milieux respirer par la bouche, et laisser leurs enfants imiter leur horrible et révoltante pratique.

La plupart des maladies dont l'homme civilisé est affligé sont sans aucun doute dues à cette habitude courante de respiration orale. Les enfants qu'on laisse respirer de cette manière grandissent avec moins de vitalité et une constitution affaiblie, et à l'âge adulte s'affaiblissent et deviennent des malades chroniques. La mère du peuple sauvage fait mieux, guidée de toute évidence par son instinct. Elle semble savoir instinctivement que les narines sont la voie appropriée pour acheminer l'air jusqu'aux poumons et elle entraîne son enfant à fermer sa petite bouche et à respirer avec le nez. Elle penche sa tête en avant quand il dort, ce qui l'oblige à fermer la bouche et à respirer par les narines. Si nos mères civilisées faisaient de même, cela ferait un grand bien à la race humaine.

Beaucoup de maladies contagieuses sont contractées à cause de l'habitude révoltante de respirer par la bouche, tels que plusieurs cas de rhume ou de coryza. Une grande majorité de personnes qui, par soucis d'apparence, gardent leur bouche fermée le jour, persistent à respirer par la bouche la nuit et tombent ainsi malades. Des expériences scientifiques minutieusement réalisées ont démontré que des soldats et des marins qui dormaient la bouche ouverte avaient plus de risques d'attraper des maladies contagieuses que ceux qui respiraient convenablement par les narines. Cela a été démontré lors d'un cas où une épidémie de variole se déclara sur un vaisseau de haut bord naviguant alors en des coins reculés, et chaque victime touchée avait été un marin ou un matelot qui respirait par la bouche, tous ceux respirant par le nez ayant été épargnés.

Le seul appareil de protection, filtre ou attrape poussière des organes respiratoires se trouve dans les narines. Quand on respire par la bouche, rien ne filtre l'air entre la bouche et les poumons, rien pour retenir la poussière ou d'autres éléments étrangers contenus dans l'air. Entre la bouche et les poumons, la saleté et les substances impures ont une voix toute dégagée et l'ensemble du système respiratoire est vulnérable. De plus, cette mauvaise respiration permet à l'air froid d'entrer dans les organes, les endommageant. L'inflammation des organes respiratoires résulte souvent de l'inhalation d'air froid par la bouche. L'homme qui respire oralement la nuit se réveillera toujours avec une bouche sèche et une sensation de sécheresse dans la gorge. Il enfreint une des lois de la nature, et sème la maladie.

Une fois de plus, rappelez-vous que la bouche n'offre aucune protection aux organes respiratoires et que l'air froid, la poussière, les impuretés et les microbes pénètrent facilement par cette porte. D'un autre coté, les narines et les conduits nasaux témoignent de la conception minutieuse de la nature dans ce contexte. Les narines sont deux conduits étroits et tortueux, constitués de plusieurs poils hérissés qui agissent tel un filtre ou un tamis qui retient les impuretés, etc. de l'air qui seront rejetées lors de l'expiration. Les narines non seulement remplissent ce rôle important, mais elles ont également la tâche essentielle de réchauffer l'air inspiré. Le conduit étroit et tortueux des narines est recouvert d'une muqueuse chaude qui, au contact de l'air inspiré, le réchauffe de sorte qu'il ne puisse causer aucun dégât aux organes délicats de la gorge ou des poumons.

Aucun animal, à l'exception de l'homme, ne dort la bouche ouverte ou ne respire par la bouche, et en fait, on estime qu'il n'y a que l'homme civilisé qui a perverti ainsi les fonctions de la nature, puisque les peuples sauvages ou barbares respirent presque toujours correctement. Il est probable que cette habitude anormale des hommes civilisés ait été acquise par un style de vie non naturel, un luxe débilitant et une chaleur excessive.

L'appareil d'épuration, de filtrage et de tamisage des narines prépare l'air pour le rendre apte à atteindre les organes délicats de la gorge et des poumons, et cela n'est possible que s'il est passé par le processus d'épuration de la nature. Les impuretés qui ont été bloquées et retenues par le tamis et la muqueuse des narines sont expulsées à nouveau lors de l'expiration, et si elles se sont accumulées trop rapidement ou ont réussi à passer à travers les filtres et à entrer dans des endroits interdits, la nature nous protège en provoquant un éternuement, qui expulse alors violemment l'intrus.

L'air, quand il entre dans les poumons, est aussi différent de l'air extérieur que l'eau distillée est différente de l'eau du réservoir. La structure purificatrice complexe des narines, bloquant et retenant les particules impures de l'air, est aussi indispensable que le réflexe de la bouche à retenir les noyaux de cerise ou les arêtes de poisson et à les empêcher de poursuivre vers l'estomac. L'homme ne doit pas plus respirer par la bouche qu'il ne doit essayer de manger par le nez.

Une autre caractéristique de la respiration orale est que les conduits nasaux, étant alors beaucoup moins utilisés, ne peuvent par conséquence rester propres et dégagés, alors ils se bouchent et s'encrassent, et risquent davantage d'attraper des maladies locales. Tout comme les routes abandonnées se retrouvent rapidement jonchées d'herbes et de détritus, des narines inutilisées se remplissent d'impuretés et de déchets.

Celui qui a l'habitude de respirer par les narines ne souffrira par du nez bouché ou congestionné, mais pour ceux qui ont été plus ou moins dépendants de la respiration orale anormale, et qui souhaite apprendre une méthode naturelle et rationnelle, nous ferions mieux d'en dire un peu plus sur la manière de garder les narines propres et saines. Une méthode de prédilection orientale est de priser un peu d'eau par les narines en la laissant s'écouler dans la gorge puis de la recracher par la bouche. Des yogis hindous plongent leur visage dans un récipient rempli d'eau, mais cette méthode requiert beaucoup d'entraînement, et la première que nous avons expliquée est tout aussi efficace et bien plus facile à réaliser.

Une autre bonne méthode est d'ouvrir la fenêtre et de respirer librement, en fermant une narine avec l'index ou le pouce et en inspirant l'air par la narine ouverte. Puis, répétez avec l'autre narine. Faites cela plusieurs fois, en changeant de narines. Cette méthode débouchera généralement les narines de toute obstruction.

Nous conseillons vivement à l'étudiant d'adopter cette méthode de respiration si ce n'est pas encore le cas, et le mettons en garde de ne pas ignorer et de considérer comme inutile cette étape du sujet.

Chapitre 18
Les petites «vies» dans le corps

Le Hatha Yoga enseigne que le corps physique est constitué de cellules qui possèdent elles-mêmes une «vie» miniature qui contrôle leur action. Ces «vies» sont en fait des brins d'un esprit intelligent à un certain niveau de développement, et qui permettent aux cellules de réaliser leur rôle correctement. Ces petites intelligences sont, bien entendu, sous le contrôle de l'esprit central de l'homme et obéissent naturellement, inconsciemment ou non, aux ordres donnés par le quartier général. Ces intelligences cellulaires sont parfaitement adaptées à leurs tâches spécifiques. L'action sélective des cellules, d'extraire les nutriments indispensables contenus dans le sang et de rejeter le superflu, illustre cette intelligence. La digestion, l'assimilation, etc., démontrent l'intelligence individuelle ou collective (en groupe) des cellules. La cicatrisation des plaies, la ruée des cellules aux endroits où elles sont le plus demandées et des centaines d'autres exemples connus des chercheurs, sont tous des illustrations de la «vie» qui existe en chaque atome pour l'étudiant yogi. Pour le yogi, chaque atome est une chose vivante, qui vit sa propre vie indépendante. Ces atomes s'assemblent en groupes dans un certain but, et le groupe possède une intelligence collective (aussi longtemps qu'il reste un groupe), puis ces groupes s'assemblent à leur tour et forment des corps de nature plus complexe qui servent de réceptacles pour des formes de consciences supérieures.

À la mort du corps physique, les cellules se divisent et s'éparpillent, et ce que nous appelons la décomposition commence. La force qui unissait ensemble les cellules disparaît, elles sont alors libres d'aller où bon leur semble et de former de nouvelles combinaisons. Certaines vont dans le corps des plantes à proximité, et se retrouvent éventuellement dans le corps d'un animal. D'autres, restent dans l'organisme de la plante, et d'autres encore restent dans le sol un certain temps. Mais la vie de l'atome est synonyme de changement incessant et perpétuel. Un écrivain important a dit : «La mort n'est qu'un élément de la vie, et la destruction d'une forme matérielle n'est que le prélude de la création d'une autre.» Nous donnerons un aperçu à nos étudiants de la nature et du travail de cette vie cellulaire, de la vie de ces petites vies du corps.

Les cellules du corps comportent trois principes : (1) la matière, qu'elles acquièrent par la nourriture, (2) le Prana, ou la force vitale, qui leur permettent de réaliser une action et qu'elles trouvent dans les aliments que nous mangeons, l'eau que nous buvons et l'air que nous respirons, (3) l'intelligence, ou «la substance mentale», qui provient de l'Esprit Universel. Abordons tout d'abord l'aspect matériel de la vie cellulaire.

Comme nous l'avons dit, chaque corps vivant est un assemblage de minuscules cellules. Cela vaut, bien sûr, pour toutes les parties du corps, de l'os solide au plus mou des tissus, de l'émail des dents à la partie la plus délicate de la muqueuse. Ces cellules présentent des formes variées, qui sont régies par les exigences de leurs fonctions, ou tâches spécifiques. Chaque cellule est, à tout égard, un individu, séparé et plus ou moins indépendant, bien qu'elle soit soumise au contrôle de l'esprit du groupe cellulaire, aux ordres des grands groupes et enfin, à l'esprit central de l'homme, la fonction de contrôle, ou du moins en grande partie, qui est contrôlée par l'Esprit Instinctif.

Ces cellules travaillent en permanence, réalisant toutes les tâches du corps, et chacune possède une tâche bien précise à effectuer qu'elles remplissent du mieux qu'elles peuvent. Certaines cellules sont en «réserve» et restent en «attente d'instructions», prêtes à se mobiliser en cas de demande soudaine. D'autres font partie de l'armée des travailleurs actifs de la communauté cellulaire et fabriquent les sécrétions et les liquides nécessaires aux différentes tâches du système. Une partie des cellules a un poste fixe (d'autres sont immobiles jusqu'à ce qu'elles soient demandées, puis se mettent en mouvement) et d'autres se déplacent constamment, quelques unes faisant des trajets réguliers et certaines étant vagabondes. Parmi ces cellules en mouvement, une partie prend le rôle de transporteur, une autre va à différents endroits pour réaliser des petits boulots, quelques unes s'occupent de la récupération, et enfin une autre classe constitue les forces de police, ou de l'armée, de la communauté cellulaire. La vie cellulaire du corps est semblable à une grande colonie fonctionnant sur un plan de coopération, chaque cellule a sa propre tâche à accomplir pour le bien de la communauté, chacune travaillant pour le groupe, et toutes œuvrant pour le bien-être commun. Les cellules du système nerveux transmettent les messages d'une partie du corps jusqu'au cerveau, et du cerveau jusqu'à une autre partie du corps, tels des fils téléphoniques vivants : comme les nerfs sont constitués de cellules microscopiques, collées les unes aux autres, qui possèdent de petites saillies qui sont en contact avec des saillies similaires des autres cellules, on peut ainsi dire qu'elles se tiennent la main et constituent une chaîne où circule le Prana.

Les transporteurs, les travailleurs en déplacement, les policiers, les soldats, etc., de la communauté cellulaire se comptent en millions de millions dans chaque corps humain. On estime que dans chaque centimètre carré de sang seulement se trouve au moins 75 000 000 000 (soixante-quinze mille millions) de globules rouges, sans compter les autres cellules. Il s'agit d'une très grande communauté.

Les globules rouges, qui sont les transporteurs génériques du corps, flottent dans les artères et les veines, ils absorbent une quantité d'oxygène dans les poumons et le transportent aux divers tissus du corps, prodiguant vie et force aux parties. Sur le chemin du retour à travers les veines, ils acheminent avec eux les déchets du système, dont les poumons etc., se débarrassent. Tel un navire marchand, ces cellules transportent une cargaison lors de leur sortie et en ramènent une deuxième à leur retour. D'autres cellules pénètrent les parois des artères, des veines et des tissus lorsqu'elles sont envoyées en mission de réparation, etc.

Outre les globules rouges, ou les transporteurs, il existe plusieurs types de cellules du sang parmi lesquelles les plus intéressantes sont les policiers et les soldats de la communauté cellulaire. Le travail de ces cellules est de protéger le système des microbes, bactéries, etc., qui pourraient provoquer des maladies ou des troubles. Lorsqu'une de ces cellules policières entre en contact avec un microbe intrus, la cellule de police l'immobilise puis le dévore s'il n'est pas trop imposant, si c'est le cas, la cellule appelle du renfort qui encercle l'ennemi et le déporte à un endroit dans le corps où il pourra être expulsé. Les furoncles, les boutons, etc., représentent les expulsions d'intrus ou de plusieurs ennemis par la police du système.

Les globules rouges ont beaucoup à faire. Ils transportent l'oxygène, les nutriments puisés dans les aliments aux parties du corps qui en ont besoin pour construire et réparer. Ils extraient des nutriments uniquement les éléments nécessaires à la fabrication des sucs gastriques, de la salive, des sucs pancréatiques, de la bile, du lait, etc., etc., puis les combinent en bonne quantité pour leur utilisation. Ils réalisent des milliers de tâches et sont constamment occupés, comme les fourmis qui vont et viennent de la fourmilière. Depuis bien longtemps le professeur oriental connaît et enseigne l'existence de ces «petites vies», mais il a fallu que la science occidentale s'intéresse de cette manière à ce sujet pour découvrir les détails de leur rôle.

Des cellules naissent et meurent à chaque instant de notre existence. Les cellules se reproduisent en grandissant et en se divisant, la cellule d'origine grossit jusqu'à constituer finalement deux parties reliée par une petite «ceinture», puis la connexion se rompt et à la place d'une seule cellule, nous en avons maintenant deux indépendantes. La nouvelle cellule va à son tour se diviser, et ainsi de suite.

Les cellules permettent au corps de continuer à effectuer son travail de régénération. Chaque partie du corps humain subit un changement constant et les tissus sont en permanence renouvelés. Notre peau, nos os, nos cheveux, nos muscles, etc., sont tout le temps en réparation et «transformés». Il faut environ quatre mois pour remplacer un ongle et environ quatre semaines pour la peau. Chaque partie du corps est sans cesse usée et renouvelée et réparée. Et tous ces petits travailleurs, les cellules, sont l'organisme qui s'occupent de cette tâche incroyable. Des millions de petits travailleurs incessamment en mouvement ou travaillant à des postes fixes dans toutes les parties de nos corps, renouvelant les tissus abîmés, les remplaçant par de nouveaux éléments et jetant hors du système les particules de matières usées ou nuisibles.

Chez les animaux inférieurs, la Nature octroie à l'Esprit Instinctif une plus grande liberté et plus de responsabilités, et au fur et à mesure que la vie s'élève dans la chaîne, en développant les capacités de raisonnement, l'Esprit Instinctif semble restreindre sa portée. Par exemple, les crabes et les animaux qui appartiennent à la famille des arachnides ont la capacité de faire repousser leurs mâchoires, pattes, pinces, etc. Les escargots peuvent même régénérer des parties de leur tête, comme les yeux endommagés. Certains poissons peuvent développer de nouvelles queues. Les salamandres et les lézards peuvent faire repousser leur queue, ainsi que des os, des muscles et des parties de la colonne vertébrale. Les formes les plus inférieures de la vie animale ont un pouvoir presque illimité de régénération des membres manquant et peuvent pratiquement se reconstituer entièrement, à condition qu'il reste une partie infime de leur corps sur laquelle reconstruire. Les animaux plus évolués ont grandement perdu leur pouvoir régénérateur et l'homme est celui qui a le plus perdu cette capacité en raison de son style de vie. Cependant, parmi les Hatha yogis les plus avancés, certains ont réalisé des résultats surprenants à ce sujet, et n'importe qui, avec une pratique assidue, peut contrôler l'Esprit Instinctif et les cellules sous son commandement d'une telle sorte qu'il obtiendra d'incroyables effets régénérateurs pour remplacer des parties malades ou affaiblies de son corps.

Mais même l'homme ordinaire possède encore un degré exceptionnel de pouvoir de récupération, qui se manifeste sans cesse, bien qu'il ne lui prête aucune attention. Prenons par exemple la cicatrisation d'une plaie. Voyons comment cela se passe car elle mérite amplement votre attention et votre étude. Elle est si courante que nous avons tendance à l'ignorer, et pourtant elle est si fantastique que l'étudiant prendra conscience de la grandeur de l'intelligence déployée et employée dans cette tâche.

Supposons que le corps humain soit blessé, c'est-à-dire qu'il soit coupé ou déchiré par quelque intervention extérieure. Les tissus, les vaisseaux lymphatiques et sanguins, les glandes, les muscles, les nerfs et parfois même les os, sont sectionnés et leur lien est rompu. La blessure saigne, s'ouvre et provoque une douleur. Les nerfs transmettent le message au cerveau, criant pour demander une aide immédiate, et l'Esprit Instinctif envoie des messages ici et là dans le corps, réquisitionnant suffisamment de main d'œuvre pour la réparation qui est dépêchée sur les lieux du danger. Pendant ce temps, le sang qui s'écoule des vaisseaux sanguins endommagés nettoie, ou du moins essaie, les substances étrangères qui sont entrées dans l'organisme, comme de la terre, des bactéries, etc., qui deviendraient un poison si on les laissait de la sorte. Le sang, entrant en contact avec l'air extérieur, coagule et se transforme en une sorte de substance collante, légèrement semblable à de la colle, qui forme un début de croûte. Les millions de globules rouges dont le rôle est d'assurer la réparation, arrivent sur les lieux en «quatrième vitesse» et entament immédiatement la reconnexion des tissus, faisant preuve d'une intelligence et d'une efficacité incroyables dans leur travail. Les cellules des tissus, des nerfs, des vaisseaux sanguins des deux côtés de la blessure augmentent alors et se multiplient, créant des millions de nouvelles cellules qui, avançant de chaque côté de la plaie, se rencontrent finalement en son centre. Cette formation de nouvelles cellules semble tout à fait désordonnée, un effort inutile, mais très rapidement le maître de l'intelligence aux commandes et ses centres d'influence secondaires se manifestent. Les nouvelles cellules des vaisseaux sanguins se relient avec le même type de cellules venant du côté opposé de la blessure, et créent de nouveaux conduits par lesquels le sang peut s'écouler. Les cellules de ce qu'on appelle le «tissus conjonctif» s'unissent avec leurs semblables et referment la plaie. De nouvelles cellules nerveuses sont produites à chaque extrémité et, étendant leurs filaments, elles réparent petit à petit les câbles sectionnés jusqu'à ce qu'enfin un message puisse être transmis sans interruption. Après que tout ce travail «interne» soit terminé et que les vaisseaux sanguins, les nerfs et les tissus conjonctifs soient complètement réparés, les cellules de la peau entrent en scène pour finaliser le travail : de nouvelles cellules épidermiques apparaissent et une nouvelle peau est fabriquée sur la plaie, qui a cicatrisé entre-temps. Tout est méthodique, discipliné et intelligent. La cicatrisation des blessures, qui semble si simple, met l'observateur attentif face à face avec l'Intelligence qui imprègne toute Nature, et le laisse voir la Création en pleine action. La Nature est toujours prête à retirer le voile pour nous laisser jeter un petit coup d'œil dans la chambre sacrée qui se cache derrière, mais nous, pauvres créatures ignorantes, ne répondons pas à son invitation et l'ignorons, et nous gaspillons notre force mentale avec des sottises et des quêtes malsaines.

Voilà pour le travail des cellules. L'esprit cellulaire, qui provient de l'Esprit Universel (la grande réserve de « substance mentale »), est informé et dirigé par l'esprit des centres cellulaires, qui sont eux-mêmes contrôlés par des centres supérieurs, ainsi de suite jusqu'à atteindre le centre de l'Esprit Instinctif. Cependant, l'esprit cellulaire ne peut se manifester sans ces deux autres principes : la matière et le Prana. Il a besoin de nouveaux matériaux qui lui sont fournis par des aliments bien digérés afin de se créer un moyen d'expression. Il a également besoin de Prana, ou de force vitale, afin de se déplacer et d'agir. Les trois principes de la Vie : l'esprit, la matière et la force, sont indispensables aux cellules de l'homme. L'esprit requiert de la force ou de l'énergie (Prana) afin de se manifester par des actions sur la matière. La même chose vaut pour le grand comme pour le petit, en haut comme en bas.

Dans de précédents chapitres, nous avons abordé le sujet de la digestion et de l'importance de fournir au sang une grande réserve d'aliments nutritifs bien digérés afin qu'il puisse remplir ses fonctions de réparation et de construction dans les parties du corps. Au cours de ce chapitre, nous vous avons montré comment les cellules employaient ces nutriments pour la construction, comment elles les utilisaient pour leur propre développement et enfin comment elles se développaient dans le corps. Souvenez-vous que les cellules, qui sont employées comme des briques de construction, s'entourent des éléments puisés dans la nourriture, se créant en quelque sorte des corps. Puis elles absorbent une quantité de Prana, ou d'énergie vitale, et sont emmenées ou poussées là où on a besoin d'elles, où elles se construisent et forment de nouveaux tissus, os, muscles, etc. Sans les matériaux appropriés pour se créer un corps, ces cellules ne peuvent pas remplir leur mission : en fait, elles ne peuvent pas exister du tout. Les personnes qui se sont laissées « décrépir » et qui souffrent d'une mauvaise nutrition sont loin d'avoir une quantité normale de globules rouges et les fonctions du système ne peuvent par conséquent pas être remplies. Les cellules doivent posséder des matériaux pour créer des corps, et il n'y a qu'une seule manière de les leur apporter : grâce aux nutriments des aliments. Et à moins qu'il n'y ait suffisamment de Prana dans le système, ces cellules n'auront pas assez d'énergie pour faire leur travail, et une atonie s'installera dans l'ensemble du système.

Parfois, l'Esprit Instinctif est tellement harcelé et persécuté par l'Intellect de l'Homme qu'il adopte les idées absurdes et les peurs de ce dernier et ne peut plus faire son travail habituel correctement, et les cellules ne se génèrent plus comme il faut. Dans ces cas-là, lorsque l'Intellect prend conscience de la vérité, il cherche à réparer ses erreurs passées et essaie de rassurer l'Esprit Instinctif qu'il comprend parfaitement ses obligations et que dorénavant celui-ci pourra régner sur son propre royaume, tout cela s'accompagnant de mots réconfortants et de louanges et d'assurance jusqu'à ce que l'Esprit Instinctif retrouve son équilibre et gère à nouveau ses affaires. Parfois, l'Esprit Instinctif est si influencé par les anciennes idées négatives de son propriétaire, ou des étrangers, qu'il est totalement perdu et qu'il lui faut beaucoup de temps pour retrouver son calme et son sang-froid habituels. Et dans ces cas-ci, on croirait presque que certains centres cellulaires secondaires se rebellent et refusent de se soumettre à la dictature du quartier général. Dans ces deux cas, les ordres résolus de la volonté sont indispensables pour rétablir la paix, l'ordre et une activité appropriée dans toutes les parties du corps. N'oubliez pas qu'il existe une certaine forme d'Intelligence dans chaque organe et partie, et qu'un ordre impérieux de la Volonté résoudra généralement les anomalies.

Chapitre 19
L'énergie pranique

À la lecture des chapitres de ce livre, l'étudiant remarquera qu'il existe à la fois un côté ésotérique et un côté exotérique au Hatha Yoga. Ce que nous voulons dire par « ésotérique » est : « Qui est réservé aux seuls initiés, à un cercle restreint » (Trésor de la langue française informatisé), et par « exotérique », nous voulons dire : « Qui peut être divulgué, enseigné publiquement. Anton. Ésotérique » (Trésor de la langue française informatisé). Le côté exotérique, ou public, du sujet repose sur la théorie d'obtention des nutriments à partir des aliments, les propriétés d'irrigation et d'élimination de l'eau, les avantages des rayons solaires pour favoriser la croissance et la santé, les bénéfices de l'exercice physique, les bienfaits d'une bonne respiration, les avantages liés à un air pur, etc., etc. Ces théories sont bien connues en Occident et en Orient, du non-occultiste et de l'occultiste, et tout deux reconnaissent la vérité et les bienfaits qui peuvent être obtenus par leurs applications. Mais il existe un autre aspect, auquel les Orientaux et les occultistes ne sont généralement pas étrangers, mais que les Occidentaux ignorent et dont ceux qui ne s'intéressent pas aux sciences occultes ne connaissent pas d'ordinaire. Cet angle ésotérique du sujet concerne ce que les Orientaux nomment le Prana. Ces derniers, ainsi que tous les occultistes, savent que l'homme obtient aussi bien du Prana que des nutriments à partir de sa nourriture, ou qu'une purification réalisée par l'eau qu'il boit, ou que le Prana est aussi bien distribué qu'un simple développement musculaire résultant de l'exercice physique, ou que de la chaleur apportée par les rayons du soleil, ou que de l'oxygène qu'il respire, et ainsi de suite. Ce sujet du Prana s'imbrique dans l'ensemble de la Philosophie du Hatha Yoga, et doit être soigneusement étudié par ses étudiants. Par conséquent, nous devons nous intéresser à la question suivante : « Qu'est-ce que le Prana ? »

Nous avons expliqué la nature et les utilisations du Prana dans notre livre « La Science de la Respiration » ainsi que dans « La Philosophie du Bien-Être et l'Occultisme Oriental » plus connu sous le titre : « Les Leçons du Yogi ». Remplir les pages de ce livre avec ce qui semblerait être une répétition de ce qui avait déjà été abordé dans nos autres livres ne nous plaît guère. Mais dans le cas présent, et dans quelques autres, nous devons répéter ce que nous avons déjà dit puisque beaucoup des lecteurs de ce livre n'auront peut-être pas lu nos autres publications, et il leur serait alors injuste de ne pas mentionner quoique ce soit au sujet du « Prana ». Ainsi, une étude sur le Hatha Yoga qui ne décrirait pas le Prana serait impensable. Nous ne nous attarderons pas longtemps sur cette description en ne nous intéressant qu'aux éléments essentiels du sujet.

Les occultistes de toutes les époques et de tous les pays ont toujours enseigné, habituellement en secret à une poignée de disciples, qu'il se trouvait dans l'air, l'eau, la nourriture, les rayons du soleil et partout, une substance ou un principe d'où est tiré toute activité, énergie, force et vitalité. Ils divergent sur les termes et les noms donnés à cette force ainsi que sur les détails de leurs théories, mais le principe essentiel se retrouve dans tous les enseignements et philosophies occultes, et fait partie des enseignements et des pratiques des yogis orientaux depuis des siècles. Nous avons préféré désigner ce principe vital par le terme connu des enseignants hindous, des étudiants-gourous et des chelas, et pour cela nous avons utilisé le mot sanskrit « Prana » qui signifie « Energie Absolue ».

Les autorités occultes enseignent que le principe, désigné par le terme « Prana » par les hindous, est le principe universel d'énergie ou de force, et que toute énergie ou force provient de ce principe, ou plutôt, est une forme particulière de sa manifestation. Ces théories ne nécessitent pas notre attention pour l'étude de notre sujet, et nous nous limiterons ainsi à une compréhension du Prana comme étant le principe de l'énergie se manifestant dans chaque être vivant, les différenciant ainsi des êtres sans vie. Nous pouvons le considérer comme le principe actif de vie, la Force Vitale si vous préférez. Il se trouve dans toutes les formes de vie, de l'amibe jusqu'à l'homme, de la forme la plus élémentaire de vie végétale à la forme la plus supérieure de vie animale. Le Prana est omniprésent. Il se trouve dans tout ce qui a de la vie et, d'après l'enseignement philosophique occulte, la vie fait partie de toute chose, de chaque atome, et le manque de dynamisme apparent de certaines choses n'est alors qu'une manifestation à un plus faible degré : nous pouvons ainsi en déduire que le Pana est partout et en tout. Le Prana ne doit pas être confondu avec l'Ego, ce fragment de l'Esprit Divin se trouvant dans toutes les âmes, autour duquel s'amasse la matière et l'énergie. Le Prana n'est qu'une forme d'énergie utilisée par l'Ego pour sa manifestation matérielle. Lorsque l'Ego quitte le corps, le Prana, qui n'est alors plus sous son contrôle, n'obéit qu'aux ordres des atomes individuels, ou des groupes d'atomes, constituant le corps, et alors que celui-ci se décompose et se résorbe en ses éléments d'origine, chaque atome emporte avec lui suffisamment de Prana pour se permettre de créer de nouvelles combinaisons. Le Prana inutilisé retourne à la grande réserve universelle d'où il provient. Quand l'Ego est au contrôle, la cohésion est possible et les atomes forment un tout homogène de par Sa Volonté.

Nous appelons Prana un principe universel, ce principe est l'essence de tout mouvement, force et énergie qui se manifestent soit par la force de gravité, l'électricité, le mouvement des planètes et toutes les formes de vie, de la plus supérieure à la plus inférieure. On peut l'appeler l'âme de la Force et de l'Energie sous toutes leurs formes, et ce principe, qui fonctionne d'une certaine manière, crée cette forme d'activité qui accompagne la Vie.

Ce grand principe est présent dans toutes les formes de matière, mais pourtant il n'est pas la matière elle-même. Il est dans l'air, mais n'est pas l'air lui-même ni même un de ses éléments chimiques. Il constitue la nourriture que nous mangeons mais il est différent des nutriments des aliments. Il existe dans l'eau que nous buvons, mais il n'est pas un ou plusieurs éléments chimiques qui une fois combiné constitue l'eau. Il fait partie de la lumière du soleil, mais n'est ni la chaleur ni la lumière. Il est « l'énergie » dans toutes ces choses, qui ne sont que des vecteurs.

Et l'homme est capable de l'extraire de l'air, de la nourriture, de l'eau, de la lumière du soleil et de le mettre à profit dans son propre organisme. Mais que l'on nous comprenne bien, nous n'avons aucunement l'intention de dire que ce Prana ne fait partie de ces choses que dans le seul but d'être utilisé par l'homme. Loin de là, le Prana existe dans ces choses pour accomplir la grande loi de la Nature, et la capacité de l'homme à l'extraire et à l'utiliser n'est que fortuite. La force existerait même sans l'homme.

Les animaux et les plantes le respirent dans l'air et pourtant ils ne pourraient survivre si l'air en était dépourvu et ce même si leurs poumons étaient remplis. Il est absorbé par le système avec l'oxygène et pourtant, il n'est pas l'oxygène.

Le Prana est dans l'atmosphère, mais il est aussi ailleurs, et il peut s'infiltrer là où l'air ne peut aller. L'oxygène de l'air joue un rôle important au maintient de la vie animale, le carbone joue lui un rôle similaire chez la vie végétale, mais le Prana a son propre rôle distinct dans la manifestation de la vie, en plus de ses fonctions physiologiques.

Nous sommes sans cesse entrain d'inspirer l'air chargé en Prana, et de l'en extraire pour se l'approprier et en tirer parti. C'est dans l'atmosphère que le Prana est sous sa forme la plus libre, où il est présent en grande quantité dans l'air frais, et nous l'extrayons bien plus facilement de l'air que dans n'importe quel autre milieu. En respiration normale, nous absorbons et extrayons une quantité normale de Prana, mais avec une respiration contrôlée et régulée (connue généralement comme la Respiration du Yogi), nous sommes capables d'extraire une bien plus grande quantité, qui est ensuite stockée dans le cerveau et les centres nerveux pour être utilisée en cas de nécessité. Nous pouvons stocker le Prana, tout comme l'accumulateur stocke l'électricité. Les nombreuses capacités attribuées aux occultistes avancés proviennent en majorité de leur savoir sur ce fait et de leur utilisation intelligente de cette énergie accumulée. Les yogis savent que grâce à certaines formes de respiration ils peuvent établir un certain lien avec la réserve de Prana et peuvent y puiser ce dont ils ont besoin. Non seulement ils renforcent toutes les parties de leur corps de cette manière, mais le cerveau lui-même reçoit plus d'énergie de cette même source, les capacités latentes se développent alors donnant accès à des capacités psychiques. Celui qui a maîtrisé la science de l'accumulation du Prana, que ce soit consciemment ou non, respire souvent la vitalité et la force qui sont ressenties par ceux en contact avec lui. Une telle personne peut conférer sa force aux autres et leur apporter une plus grande vitalité et une meilleure santé. Ce que l'on appelle la « magnétothérapie » est réalisée de cette manière, bien que beaucoup de praticiens ne soient pas conscients de la source de leur pouvoir.

Les scientifiques occidentaux ne savent que peu de choses sur ce grand principe dont l'air est chargé, mais comme ils furent incapables d'en trouver une trace chimique ou de le détecter grâce à un outil, ils ont dans l'ensemble bafoué la théorie orientale. Incapables de pouvoir expliquer ce principe, ils réfutent alors son existence. Cependant, ils semblent admettre que l'air de certains endroits possèdent une plus grande quantité de « quelque chose » et les malades s'y rendent sous les conseils de leurs médecins afin de retrouver la santé.

L'oxygène de l'air est absorbé dans le sang et est utilisé par le système circulatoire. Le Prana de l'air est absorbé par le système nerveux qui l'utilise alors au cours de son travail. Tout comme le sang circule dans toutes les parties du système pour construire et alimenter, le Prana lui aussi circule dans toutes les parties du système nerveux, apportant force et vitalité. En voyant le Prana comme le principe actif de ce que nous désignons par « vitalité », nous pouvons nous faire une bien meilleure idée de son importance dans nos vies. Comme l'oxygène dans le sang s'épuise par la demande du système, la quantité de Prana du système nerveux est consommée par nos pensées, nos volontés, nos actions, etc., et par conséquence un renouvellement continu est indispensable. Chaque pensé, acte, effort de la volonté, chaque mouvement des muscles, requiert une certaine quantité de ce que nous appelons la force nerveuse, qui n'est rien d'autre qu'une forme de Prana. Pour bouger un muscle, le cerveau envoie une impulsion par les nerfs, et le muscle se contracte, et autant de Prana est dépensé. C'est en gardant à l'esprit que la majorité du Prana obtenu par l'homme lui vient de l'air inspiré qu'on prend conscience de l'importance de respirer correctement.

On observera que les théories scientifiques occidentales sur la respiration se cantonnent aux effets de l'absorption de l'oxygène et de son rôle dans le système circulatoire, alors que la théorie du Yoga prend aussi en compte l'absorption du Prana et ses manifestations dans les canaux du Système Nerveux. Avant d'aller plus loin, allons jeter un rapide coup d'œil au Système Nerveux.

Le Système Nerveux de l'homme se divise en deux grands systèmes : le Système Cérébro-Spinal et le Système Sympathique. Le premier comprend toute la partie du Système Nerveux contenue dans la cavité crânienne et le canal rachidien, à savoir le cerveau et la moelle épinière avec les nerfs qui y sont rattachés. Ce système gouverne les fonctions de la vie animale, que l'on connaît comme la volonté, la sensation, etc. Le Système Sympathique comporte toute la partie du Système Nerveux qui se trouve principalement dans les cavités thoracique, abdominale et pelvienne, et qui est disséminée dans les organes internes. Il contrôle les activités involontaires telle que la croissance, l'alimentation, etc.

Le système Cérébro-Spinal s'occupe de la vue, de l'ouïe, du goût, de l'odorat, du toucher, etc. Il met les choses en mouvement. Il est utilisé par l'Ego pour penser, manifester une conscience. Il s'agit de l'outil grâce auquel l'Ego communique avec l'extérieur. Ce système peut être comparé à un téléphone, dont le cerveau serait le siège central, et la colonne vertébrale et les nerfs seraient respectivement le câble et les fils.

Le cerveau est une grosse masse de tissus nerveux, et se divise en trois parties : le Cerveau ou la force cérébrale, qui occupe les parties supérieures, avant, centrale et arrière du crâne ; le Cervelet, ou le « petit cerveau », se trouve dans les parties inférieures et arrière du crâne ; la Moelle Allongée, qui est le prolongement de l'origine de la moelle épinière, qui se trouve en avant du Cervelet.

Le Cerveau est l'organe de la partie de l'esprit qui se manifeste dans l'action réfléchie. Le Cervelet régule les mouvements des muscles volontaires. La Moelle Allongée est l'extrémité protubérante supérieure de la moelle épinière. Les Nerfs crâniens jaillissent du Cerveau et de la Moelle Allongée pour atteindre différentes parties de la tête, les organes sensoriels, certains organes thoraciques et abdominaux ainsi que les organes de la respiration.

La Moelle Epinière, ou la moelle spinale, remplit le canal rachidien dans la colonne vertébrale, ou « l'épine dorsale ». Il s'agit d'une longue masse de tissus nerveux, émergeant aux diverses vertèbres pour communiquer via des nerfs avec toutes les parties du corps. La Moelle Epinière est comme un très gros câble téléphonique, et les nerfs émergeants sont comme des petites lignes privées qui s'y rattachent.

Le Système Nerveux Sympathique est composé de deux paires de chaînes de Ganglions de chaque côté de la Colonne Vertébrale, ainsi que de plusieurs ganglions éparpillés dans la tête, le cou, la poitrine et l'abdomen. (Un ganglion est un amas de corps cellulaires neuronaux.) Ces ganglions sont reliés les uns aux autres par des filaments et sont également liés au Système Cérébro-Spinal par les nerfs moteurs et sensoriels. De ces ganglions jaillissent plusieurs fibres qui s'étendent aux organes du corps, les vaisseaux sanguins, etc. À plusieurs endroits, les nerfs se rencontrent et forment ce que nous appelons des plexus. Le Système Sympathique contrôle pratiquement les activités involontaires comme la circulation, la respiration et la digestion.

La puissance ou la force transmise par le cerveau à toutes les parties du corps grâce aux nerfs s'appelle dans la science occidentale la « force nerveuse », bien que le yogi la connaisse comme une manifestation du Prana. Par sa nature et sa vitesse, elle ressemble à un courant électrique. On constatera que sans cette « force nerveuse » le cœur ne peut pas battre, le sang ne peut pas circuler, les poumons ne peuvent pas respirer, que les différents organes ne peuvent pas fonctionner, et qu'en fait, le mécanisme du corps s'arrête de fonctionner. Non, pire encore, que le cerveau est incapable de penser sans la présence de Prana. En prenant en compte ces faits, l'importance de l'absorption du Prana devient alors évidente, et la Science de la respiration lui attribue une importance bien plus grande que celle octroyée par la science occidentale.

Contrairement à la science occidentale, les enseignements du Yoga approfondissent plus sur un aspect essentiel du Système Nerveux. Nous faisons référence à ce que la science occidentale appelle le « Plexus Solaire » et estime qu'il ne constitue qu'une partie d'une série de filets emmêlés de nerfs sympathiques dont les ganglions se trouvent dans plusieurs parties du corps.

La science du Yoga enseigne que le Plexus Solaire est en fait une partie très importante du Système Nerveux et qu'il s'agit d'une sorte de cerveau, jouant un des rôles principaux dans l'économie humaine. La science occidentale semble se rapprocher vers la reconnaissance de ce fait, connu des Yogis orientaux depuis des siècles, et ces dernières années, certains écrivains occidentaux ont renommé le Plexus Solaire le «Cerveau Abdominal». Le Plexus Solaire se trouve dans la région Epigastrique, juste derrière le «creux de l'estomac» et de chaque côté de la colonne vertébrale. Il est constitué de matières blanches et grises cérébrales, semblables à celles qui constituent les autres cerveaux de l'homme. Il contrôle les principaux organes internes de l'homme et joue un rôle bien plus important qu'on ne croît généralement. Nous n'aborderons pas la théorie yogi à propos du Plexus Solaire, si ce n'est pour dire qu'ils le connaissent comme étant la grande réserve centrale du Prana. On sait que des hommes ont été tué instantanément suite à un coup violent au Plexus Solaire, et des combattants attitrés sont conscients de sa vulnérabilité et souvent paralysent temporairement leurs adversaires en les attaquant dans cette zone.

Le mot «Solaire» est bien approprié pour ce «cerveau» puisqu'il répand la force et l'énergie à toutes les parties du corps, et même la partie supérieure du cerveau en dépend en grande partie pour sa réserve de Prana. Tôt ou tard, la science occidentale reconnaîtra pleinement la véritable fonction du Plexus Solaire et lui octroiera un rôle bien plus grand que celui qui lui est actuellement attribué dans leurs manuels et leurs enseignements.

Chapitre 20
Les exercices praniques

Au cours des précédents chapitres de ce livre, nous vous avons expliqué que le Prana pouvait être obtenu à partir de l'air, de la nourriture et de l'eau. Nous vous avons donné des conseils précis sur la respiration, l'alimentation et l'utilisation des liquides. Il ne reste que peu de choses à dire sur ce sujet. Mais avant de nous tourner vers autre chose, nous pensons qu'il serait utile de vous présenter un peu la théorie et la pratique supérieures du Hatha Yoga, en rapport avec l'obtention et la distribution du Prana. Nous faisons allusion ici à ce qui s'appelle la « Respiration Rythmique » qui est le thème central de beaucoup d'exercices du Hatha Yoga.

Tout est dans la vibration. Du plus petit des atomes à la plus grande des étoiles, tout est en vibration. Rien dans la nature n'est absolument immobile. Un seul atome dépourvu de vibration déchirerait l'univers. C'est dans cette vibration incessante que l'œuvre universelle se réalise. La matière est sans cesse manipulée par l'énergie qui donne naissance à une multitude de formes et un nombre infini de variétés, et pourtant ces formes et ces variétés ne sont pas permanentes. Elles commencent à changer dès l'instant de leur création, elles donnent naissance à un nombre incalculable de formes qui, à leur tour, se transforment et engendreront de nouvelles formes, et ainsi de suite, dans une suite infinie. Rien n'est permanent dans le monde des formes, et pourtant la grande Réalité est immuable. Les formes ne sont que des apparences, elles vont et viennent, mais la Réalité est éternelle et inaltérable.

Les atomes du corps humain vibrent en permanence. Toujours en changement. En quelques mois, il y a presque un changement complet de la matière qui compose le corps, ainsi pratiquement aucun atome qui compose alors votre corps ne s'y trouvera dans quelques mois. La vibration, la vibration incessante. Le changement, le changement incessant.

Toute vibration possède un certain rythme. Le rythme est omniprésent dans l'univers. La danse des planètes autour du soleil, la mer qui s'élève et se retire, le battement du cœur, les flux et reflux des marées, tous obéissent à des lois rythmiques. Les rayons du soleil nous atteignent, la pluie tombe sur nous, et ce toujours en respect avec la même loi. Toute croissance n'est que la démonstration de cette loi. Tout mouvement est une manifestation de la loi du rythme.

Notre corps est tout aussi influencé par les lois rythmiques que l'est la planète qui tourne autour du soleil. Une grande partie de l'aspect ésotérique de la Science de la respiration du yogi repose sur ce fameux principe de la nature. En s'accordant sur le rythme du corps, le yogi parvient à absorber une grande quantité de Prana qu'il utilise pour réaliser ce qu'il désire. Nous aborderons ce sujet plus en détails plus tard.

Le corps que vous habitez est semblable à un petit bras de mer qui s'enfonce dans la terre. Bien qu'il soit en apparence sujet à ses propres lois, il est soumis aux flux et reflux des marées de l'océan. La grande mer de la vie déferle puis se retire, s'élevant et se calmant, et nous réagissons à ses vibrations et à son rythme. En temps normal, nous recevons la vibration et le rythme du grand océan de la vie et nous lui répondons, mais, parfois, l'embouchure du bras de mer semble bloqué par des débris et devient incapable de recevoir l'élan de l'Océan Mère, causant alors notre disharmonie.

Vous avez entendu dire comment une note jouée par un violon, de manière répétée et en rythme, crée une résonance qui, à force, pourrait détruire un pont. Il en va de même pour un régiment de soldats lorsqu'ils traversent un pont, où l'ordre de mise est alors toujours de « rompre le pas », au risque que le pont s'effondre et emporte le régiment avec lui. Ces manifestations de l'effet de la résonance vous donneront une idée de l'effet de la respiration rythmée sur le corps. L'ensemble du système s'accorde sur la vibration et s'harmonise avec la volonté, qui crée le mouvement rythmique des poumons, et tant qu'il restera dans cette parfaite harmonie, le système réagira rapidement aux ordres de la volonté. Avec le corps ainsi à l'unisson, le yogi n'a aucune difficulté à accroître volontairement la circulation dans n'importe quelle partie du corps et, de la même manière, il peut diriger un afflux de courant nerveux dans n'importe quelle partie ou organe pour le renforcer et le stimuler.

Ainsi, grâce à la respiration rythmique, le yogi va en quelque sorte « suivre l'oscillation » et sera capable d'absorber et de contrôler une quantité supérieure de Prana, qui sera alors sous sa volonté. Il peut, et va l'utiliser comme un vecteur pour projeter ses pensées aux autres personnes et pour attirer tous ceux dont les pensées seraient accordées sur la même vibration. Les phénomènes de télépathie, d'échange de pensées, de guérison mentale, d'hypnose, etc., qui intéressent tant l'Occident actuellement, mais qui sont connus des yogis depuis des siècles, peuvent être sensiblement renforcés et augmentés si la personne projette ses pensées après avoir effectué la respiration rythmique. Cette respiration doublera ou triplera même la valeur de la guérison mentale, magnétique, etc.

L'élément principal à comprendre lors de la respiration rythmique est le concept mental de rythme. Ceux qui ont des connaissances musicales seront habitués au concept des mesures. Pour les autres, le pas cadencé du soldat : « Gauche, droite ; gauche, droite ; gauche, droite ; un, deux, trois, quatre ; un, deux, trois, quatre, » vous donnera une idée.

Le yogi base sa mesure sur une unité en accord avec le battement de son cœur. Le cœur bat différemment selon les personnes, mais cette unité propre à chacun est la base rythmique qui convient à l'individu lors de sa respiration rythmique. Vérifiez votre battement de cœur au repos en plaçant vos doigts sur votre pouls, puis comptez « 1, 2, 3, 4, 5, 6 ; 1, 2, 3, 4, 5, 6, » etc., jusqu'à parfaitement assimiler le rythme. Vous retiendrez le rythme en vous exerçant un peu, et vous pourrez le reproduire plus facilement. Le débutant inspire généralement six pulsations, mais avec de l'entraînement il pourra grandement augmenter ce chiffre.

La règle du yogi pour la respiration rythmique est que les unités d'inspiration et d'expiration doivent être les mêmes, alors que les unités pour retenir la respiration et entre celles-ci doivent être égales à la moitié des unités d'inspiration et d'expiration.

L'exercice de Respiration Rythmique suivant doit être parfaitement maîtrisé, car il s'agit de la base de plusieurs autres exercices que nous évoquerons plus tard :

1. Tenez-vous droit, de manière confortable, en supportant bien la poitrine : le cou et la tête doivent tracer une ligne aussi droite que possible, les épaules sont légèrement en arrière et les mains reposent sur les genoux. Le poids du corps étant en majorité supporté par les côtes, il est alors facile de rester dans cette position. Le yogi a remarqué qu'il n'est pas possible d'obtenir les meilleurs résultats de la respiration rythmique en ayant une poitrine rentrée et l'abdomen en avant.

2. Inspirez lentement et complètement, comptez six pulsations.

3. Retenez votre respiration et comptez trois pulsations.

4. Expirez doucement par les narines, comptez six pulsations.

5. Comptez trois pulsations entre les respirations.

6. Répétez plusieurs fois, mais ne vous épuisez pas au début.

7. Quand vous êtes prêts à terminer votre exercice, effectuez la Respiration Purificatrice qui vous reposera et purifiera les poumons.

Après un peu d'entraînement, vous serez capables d'augmenter la durée des inspirations et des expirations jusqu'à environ quinze pulsations. Souvenez-vous pour cette augmentation que les unités pour retenir la respiration et entre celles-ci doivent être égales à la moitié des unités d'inspiration et d'expiration.

N'abusez pas dans vos efforts à augmenter la durée des respirations, mais soyez aussi attentifs que possible pour trouver le « rythme » car il est bien plus important que la durée des respirations. Exercez-vous et essayez jusqu'à trouver « l'oscillation » mesurée du mouvement, et jusqu'à ce que vous puissiez presque « sentir » le rythme de la résonance à travers tout votre corps. Cela demandera de la pratique et de la persévérance, mais en vous réjouissant de votre progression, vous rendrez la tâche facile. Le yogi est un homme très patient et persévérant, des qualités auxquelles il doit en grande partie ses exploits.

La Génération du Prana

1. Allongez-vous par-terre ou sur un lit, détendez-vous complète-ment, les mains posées légèrement sur le Plexus Solaire (sur le creux de l'estomac, où les côtes commencent à se séparer), re-spirez en rythme.

2. Après avoir parfaitement instauré le rythme, souhaitez que chaque inspiration aspire une quantité accrue de Prana, ou d'énergie vitale, à partir de la réserve Universelle, qui sera absor-bée par le système nerveux et stockée dans le Plexus Solaire.

3. À chaque expiration, souhaitez que le Prana, ou l'énergie vi-tale, soit distribuée dans tout le corps, dans tous les organes et parties, dans tous les muscles, cellules et atomes, nerfs, artères et veines, du sommet de votre crâne jusqu'à la plante de vos pieds, qu'il vivifie, renforce et stimule chaque nerf, qu'il recharge chaque centre nerveux, et qu'il envoie de l'énergie, de la force à l'ensemble du système.

4. Pendant que vous exercerez la volonté, essayez de former une image mentale du Prana affluant, passant par les poumons, et étant absorbé d'un coup par le Plexus Solaire, puis par l'effort d'expiration, visualisez-le étant envoyé à toutes les parties du système, du bout de vos doigts jusqu'à vos orteils.

Utiliser la Volonté lors d'un effort n'est pas indispensable. Le simple fait de commander ce que vous souhaitez réaliser et d'en faire une image mentale est tout ce dont vous avez besoin. Un ordre posé accompagné d'une image mentale vaut mieux que de forcer la volonté, qui gaspille de la force inutilement. Cet exercice est très utile, il rafraîchit et renforce énormément le système nerveux et instaure une sérénité dans tout le corps. Il est très bénéfique en cas de fatigue ou de manque d'énergie.

Le Changement de Circulation

1. Allongez-vous, ou tenez-vous droit, respirez en rythme.

2. À l'expiration dirigez la circulation vers la partie que vous désirez, qui souffrirait d'une mauvaise circulation.

Ceci est très efficace en cas de mauvaise circulation dans les extrémités ou de migraines, le sang étant envoyé vers le bas dans les deux cas : Dans le premier cas, pour réchauffer les extrémités, et dans le deuxième, pour soulager le cerveau d'une trop grande pression. Vous ressentirez souvent une sensation de chaleur dans les jambes alors que la circulation se déplacera vers les extrémités. La circulation est grandement soumise au contrôle de la volonté et la respiration rythmique facilite cette tâche.

Le Ressourcement

Si vous sentez que votre énergie vitale est au plus bas et que vous ressentez le besoin d'accumuler des réserves rapidement, la meilleure manière est de placer vos pieds l'un contre l'autre (côte à côte, bien sûr) et d'entrelacer les doigts de vos mains confortablement. Cela fermera le circuit, pour ainsi dire, et évitera toute perte de Prana par les extrémités. Puis, respirez en rythme plusieurs fois et vous vous sentirez ressourcés.

La Stimulation Cérébrale

Les yogis ont découvert que l'exercice suivant est très efficace pour stimuler l'activité cérébrale afin de produire des pensés et des réflexions claires. Il a un effet incroyable pour vider le cerveau et le système nerveux, et ceux qui effectuent un travail de réflexion trouveront cet exercice très utile, à la fois pour leur permettre de travailler plus efficacement, mais aussi pour se rafraîchir et se vider l'esprit après un dur labeur intellectuel.

1. Asseyez-vous bien droit, en gardant la colonne vertébrale alignée, les yeux regardant droit devant, et laissez reposer vos mains sur vos cuisses.

2. Respirez en rythme, mais au lieu d'inspirez par vos narines, comme nous faisons d'habitude, bouchez votre narine gauche avec le pouce et inspirez par la droite.

3. Puis, retirez votre pouce et fermez la narine droite avec l'index, et expirez par la gauche.

4. Ensuite, sans changer les doigts de place, inspirez par la narine gauche, changez les doigts, et expirez par la droite.

5. Alors, inspirez par la narine droite et expirez par la gauche, et ainsi de suite, en alternant les narines comme nous venons de l'expliquer, en fermant la narine inutilisée avec le pouce ou l'index.

Il s'agit d'une des plus anciennes formes de respiration yogi, elle est très importante et bénéfique, et mérite d'être connue. Les yogis trouvent cela très amusant que l'Occident considère cette méthode comme le « grand mystère » de la Respiration du yogi. Pour beaucoup de lecteurs occidentaux, la « Respiration du yogi » n'évoque que l'image d'un hindou, assis bien droit, et bouchant alternativement ses narines pour respirer. « Ce n'est que cela, et rien de plus. » Nous espérons que cette petite étude ouvrira les yeux de l'Occident aux grandes possibilités de la Respiration yogi, ainsi qu'aux nombreuses méthodes dans lesquelles elle peut être utilisée.

La Grande Respiration Psychique

Les yogis préfèrent une forme de respiration psychique qu'ils pratiquent occasionnellement, qui porte un nom sanskrit dont le titre ci-dessus est un équivalent général. Nous vous la présentons en dernière, car elle exige que l'étudiant ait pratiqué la respiration rythmique et l'imagerie mentale, qu'il maîtrise à présent grâce aux précédents exercices. Les principes généraux de la Grande Respiration peuvent se résumer par le vieux dicton hindou suivant : « Bénis soit le yogi qui peut respirer dans ses os.» Cet exercice remplira de Prana l'ensemble du système et l'étudiant en ressortira avec chacun de ses os, muscles, nerfs, tissus, organes et parties dynamisés et accordés avec le Prana et le rythme de sa respiration. Il s'agit d'un ménage de printemps du système, et celui qui le pratique soigneusement aura l'impression d'avoir obtenu un nouveau corps, fraîchement né, du sommet de son crâne jusqu'aux bouts de ses orteils. Nous allons laisser l'exercice vous convaincre :

1. Allongez-vous dans une position détendue et confortable.

2. Respirez en rythme jusqu'à ce qu'il soit parfaitement établi.

3. Puis, en inspirant et en expirant, formez l'image mentale du souffle étant aspiré dans les os de vos jambes puis étant expulsé, ensuite faites de même avec les os des bras, le sommet du crâne, l'estomac, l'appareil reproducteur. Puis, comme s'il circulait de haut en bas le long de la moelle épinière, et enfin comme s'il était inspiré et expiré dans chaque pore de la peau, tout votre corps étant rempli de Prana et de vie.

4. Enfin (en respirant en rythme) envoyez le courant de Prana vers les Sept Centres Vitaux, en visualisant une image mentale comme dans les précédents exercices, et dans l'ordre qui suit :

    •   Le front.

- L'arrière de la tête.

- La nuque.

- Le Plexus Solaire.

- Le Sacrum (partie inférieure de la colonne).

- La région du nombril.

- L'appareil génital.

5. Terminez en promenant plusieurs fois le Prana en un va-et-vient, de la tête jusqu'aux pieds.

6. Terminez par la Respiration Purificatrice.

Chapitre 21
La science de la relaxation

La science de la relaxation constitue une part très importante dans la philosophie du Hatha Yoga, et beaucoup de yogis lui portent une grande attention et lui ont consacré une étude approfondie. Au premier abord, l'idée d'apprendre aux personnes à se détendre, à se reposer, pourrait sembler ridicule pour le lecteur lambda, puisque tout le monde devrait savoir comment réaliser cette simple tâche. Et l'homme ordinaire a raison, en partie. La nature nous apprend à nous détendre et à nous reposer complètement, et le nourrisson est maître dans cette discipline. Mais en grandissant, nous acquérons une multitude d'habitudes artificielles et laissons les habitudes naturelles disparaître. À l'heure actuelle, les Occidentaux feraient ainsi mieux d'accepter un peu de la sagesse des yogis à ce sujet.

Un médecin pourrait vous donner des preuves intéressantes sur le fait que les gens ne comprennent pas les premiers principes de la relaxation : il sait qu'une grande partie de leurs troubles nerveux s'explique par le fait qu'ils ignorent comment se « reposer ».

Le repos et la détente sont très différents de la « flemme » ou de la « paresse », etc. Au contraire, ceux qui maîtrisent l'art de la relaxation sont bien souvent les personnes les plus actives et dynamiques, sans toutefois gaspiller leur énergie : pour elles, chaque mouvement compte.

Examinons la question de la relaxation ainsi que sa signification. Et pour mieux la comprendre, commençons par étudier son opposé : la crispation. Lorsque nous souhaitons contracter un muscle pour réaliser une quelconque action, nous envoyons une impulsion depuis le cerveau jusqu'au muscle, accompagnée par une quantité accrue de Prana, et le muscle se contracte. Le Prana traverse les nerfs moteurs, atteint le muscle et lui fait rapprocher ses deux extrémités afin de soulever le membre ou la partie que nous souhaitons bouger pour pouvoir l'utiliser. Si nous voulons tremper notre plume dans l'encrier, nos désirs se traduisent en action par notre cerveau qui envoie un courant de Prana à certains muscles : dans notre bras droit, notre main et nos doigts, et les muscles, qui se contractent chacun leur tour, portent la plume jusqu'à l'encrier, la trempe, et la ramène à notre feuille. Il en va de même pour toute action du corps, qu'elle soit consciente ou non. Dans l'action consciente, les facultés conscientes envoient un message à l'Esprit Instinctif qui obéit immédiatement en envoyant le courant de Prana aux endroits voulus. Dans le mouvement inconscient, l'Esprit Instinctif n'attend pas d'ordre et s'occupe de tout lui-même : à la fois du commandement et de son exécution. Mais chaque action, consciente ou non, dépense une certaine quantité de Prana, et si la quantité utilisée est supérieure à celle que le système a pour habitude d'avoir en réserve, alors on se sentira affaibli et « à plat ». La fatigue d'un muscle est légèrement différente et est due à l'exercice inhabituel qu'on lui a demandé de réaliser et qui a dirigé une quantité anormale de Prana pour le contracter.

Jusqu'ici, nous n'avons parlé que des mouvements du corps causés par la contraction musculaire, qui se produit grâce au courant de Prana dirigé vers le muscle. Il existe une autre forme de dépense du Prana et de l'usure des muscles qui en résultent, et que la plupart des personnes ignorent. Nos étudiants vivant en ville devraient saisir notre comparaison du gaspillage de Prana à celui du gaspillage de l'eau lorsqu'on oublie de fermer les robinets de l'évier et qu'ils continuent de goutter pendant des heures. Sachez que c'est exactement ce qu'il se passe pour beaucoup d'entre nous, nous laissons notre Prana couler en un filet incessant, provoquant l'usure de nos muscles, ainsi que, effectivement, du système complet, en commençant par le cerveau.

Nos étudiants connaissent sans aucun doute le postulat en psychologie selon lequel : « Les pensées se matérialisent dans l'action. » Notre premier réflexe quand nous souhaitons faire quelque chose est de réaliser le mouvement musculaire nécessaire pour accomplir l'action résultant de la pensée. Mais le mouvement peut être empêché par une autre pensée, qui nous montre l'intérêt de refouler l'action. Nous pouvons être dans une colère noire et ressentir l'envie de frapper la personne qui a causé cette rage. La pensée est à peine formée dans votre esprit que les premières étapes pour frapper ont déjà commencé. Mais avant que le muscle n'ait pu réellement bouger, notre bon sens nous pousse à nous réprimer (et tout cela en une fraction de seconde) et le groupe de muscles contraires empêche l'action du premier groupe. La double action, de commander et de décommander, s'effectue si rapidement que l'esprit n'a aucune impression de mouvement, même si le muscle avait toutefois déjà commencé à vibrer en réponse à l'envie de frapper lorsque l'impulsion opposée activa les muscles contraires pour empêcher le mouvement.

Ce même principe, en allant encore plus loin, envoie un courant de Prana vers le muscle, et provoque une légère contraction musculaire, en réponse à plusieurs pensées non refoulées, accompagnée par un gaspillage incessant de Prana et une usure constante du système nerveux et des muscles. Beaucoup de personnes de nature nerveuse, irritable et sensible ont les nerfs en activité et les muscles tendus en permanence à cause d'un état mental instable. Les pensées se matérialisent par l'action, et ce genre de personnes laissent toujours leurs pensées se manifester en envoyant les courants nerveux vers les muscles et en les réprimant immédiatement après ce commandement. À l'inverse, celui qui possède naturellement, ou qui a travaillé son esprit pour qu'il soit calme et posé, n'aura pas ce genre d'impulsions ni les conséquences qui en découlent. Il évolue, plein d'aisance et avec une parfaite maîtrise, et ne laisse pas ses pensées lui échapper. Il est le Maître et non l'esclave.

La tendance des pensées nerveuses à essayer de prendre forme par l'action, ainsi que leur répression, deviennent souvent une habitude chronique, et les nerfs et les muscles de la personne qui en souffre sont constamment sous tension, la conséquence étant un manque permanent de vitalité, ou de Prana, dans l'ensemble du système. Ces personnes contractent généralement plusieurs muscles, ce qui signifie qu'un courant constant, mais pas nécessairement puissant, de Prana s'y déverse et que les nerfs sont toujours utilisés pour transmettre le Prana. Souvenons-nous de l'histoire de la bonne vieille dame qui était montée dans un train pour se rendre dans une ville voisine. Elle y prenait tellement de plaisir et était si impatiente d'arriver à destination, qu'au lieu de rester calmement assise, elle ne put s'empêcher de se mettre sur le bord de son siège et de se pencher très en avant tout au long du trajet de vingt-cinq kilomètres, elle essayait de pousser mentalement le train pour le faire aller plus vite dans la bonne direction. Les pensées de cette vieille dame étaient si concentrées sur la destination de son voyage qu'elles se matérialisèrent en action et contractèrent les muscles, au lieu de détendre la vieille dame durant son voyage. Beaucoup d'entre nous en faisons autant : quand nous observons quelque chose, nous nous tendons nerveusement en avant, et d'une manière ou d'une autre, nous contractons tout le temps un certain nombre de muscles : Nous serrons les poings, nous fronçons les sourcils, nous serrons ou mordons nos lèvres, nous serrons la mâchoire, ou tout autre chose de ce genre qui exprime notre état mental par l'action physique. Tout cela n'est que du gâchis. Il en va de même pour les mauvaises habitudes de « pianoter » sur la table ou sur les accoudoirs, de tourner les pouces, de se tortiller les doigts, de taper du pied, de mâcher du chewing-gum, de mâcher un cure-dent ou son crayon, et enfin et surtout, de se balancer nerveusement d'avant en arrière sur un fauteuil à bascule. Toutes ces choses-là, et bien d'autres encore mais qui sont trop nombreuses pour toutes les citées, constituent un véritable gaspillage.

Maintenant que nous avons vu un peu ce qu'était la contraction musculaire, revenons-en à la science de la relaxation.

Quand nous sommes détendus, presque aucun courant de Prana n'est déversé. (Il existe toujours une petite quantité qui est envoyée à plusieurs parties du corps, afin de maintenir la santé et un état normal, mais il ne s'agit que d'une quantité minime comparée à celle dépensée pour contracter un muscle.) Les muscles et les nerfs sont au repos, et le Prana est mis de côté et conservé au lieu d'être dépensé de manière irréfléchie.

On peut observer la relaxation mise en application chez les jeunes enfants et les animaux. Certains adultes en sont aussi capables, et notez-le bien : ces personnes sont souvent reconnues pour leur endurance, leur force, leur vigueur et leur vitalité. Le vagabond paresseux n'illustre pas la relaxation, il existe une grande différence entre relaxation et « flemme ». La première est un repos conscient entre les efforts qui permet de mieux travailler en réalisant le moins d'effort. Alors que la seconde est la manifestation des pensées par l'action (ou l'inaction) qui sont associées à une aversion mentale pour le travail.

Celui qui comprend la signification de la relaxation et de l'économie d'énergie est celui qui réalise le meilleur travail. Il dépense une dite quantité d'effort pour réaliser cette même quantité de travail, sans aucun gaspillage ni débordement, et sans laisser sa force s'écouler petit à petit. La personne ordinaire qui ne comprend pas le principe, dépense de trois à vingt-cinq fois plus d'énergie pour réaliser son travail, qu'il soit physique ou intellectuel. Si vous en doutez, observez les personnes que vous rencontrez, et voyez combien gaspille ou exagère leurs mouvements, etc. Ils ne se maîtrisent pas complètement mentalement et cela se traduit par des prodigalités physiques.

En Orient, les classes d'étudiants, ou chelas, apprennent leurs leçons non pas dans des manuels, mais en écoutant les paroles de leurs enseignants, ou gourous yogis, en observant la nature et grâce à des exemples qui les aident à associer l'idée avec un objet matériel ou une chose vivante dans leur esprit. Dans leurs leçons sur la relaxation, les gourous du Hatha Yoga attirent souvent l'attention de leurs étudiants sur le chat, ou un autre félin (la panthère ou le léopard étant le sujet favori dans les régions dont il est originaire).

Avez-vous déjà observé un chat au repos, qui dort ? Et avez-vous déjà vu un chat s'accroupir devant un trou de souris ? Avez-vous remarqué comme le chat s'accroupit facilement et de manière gracieuse, sans contraction musculaire ni tension, une magnifique image de l'intense vitalité au repos mais prête à l'action immédiate. L'animal reste calme et immobile, on pourrait même le croire mort ou endormi. Mais attendez de le voir en action ! Alors, tel un éclair fulgurant, il bondit en avant. Le repos du chat en attente, bien que parfaitement dépourvu de mouvement ou de tension musculaires, est un repos très éveillé, bien différent de la « paresse ». Et notez l'absence de tremblements, ou de nerfs « à fleur de peau » ou de gouttes de transpiration. Le mécanisme de l'action n'est pas tendu par l'attente. Il n'y a aucun gaspillage de mouvement ou de tension, tout est vivacité, et lorsque le moment d'agir survient, le Prana est répandu dans des muscles reposés et des nerfs vigoureux, et l'action suit la pensée comme l'étincelle d'une machine électrique.

Les Hatha yogis font bien d'utiliser les félins pour illustrer la grâce, la vitalité et le repos.

En fait, sans la capacité de se détendre, il ne peut y avoir de grande capacité d'action rapide et efficace. Ceux qui remuent, s'inquiètent, sont énervés et «piétinent» de haut en bas, ne réalisent pas le meilleur travail, ils se fatiguent avant même que l'heure de l'action ne sonne.

La personne sur laquelle on compte est calme, elle sait se détendre et se reposer. Mais pour ceux qui sont «remuant», ne désespérez pas : tout comme d'autres «dons» souhaitables, la relaxation et le repos peuvent être appris et acquis.

Dans notre prochain chapitre, nous donnerons quelques consignes à suivre pour celui ou celle qui souhaiterait obtenir une bonne connaissance de la science de la relaxation.

Chapitre 22
Le contrôle du système involontaire

Dans notre précédent chapitre, nous vous avons expliqué que le corps humain était constitué de millions de petites cellules, chacune possédant suffisamment de matière pour lui permettre de faire son travail, avec suffisamment de Prana pour lui fournir l'énergie dont elle a besoin, avec suffisamment de «substance mentale» pour lui donner le degré d'intelligence requis pour réaliser sa tâche. Chaque cellule appartient à un amas de cellules, ou une famille, et l'intelligence de la cellule est très proche de toutes les autres du groupe, ou famille. L'intelligence combinée de l'amas cellulaire créant ainsi un esprit de groupe. Ces amas font eux-mêmes partie d'un autre ensemble de groupes encore plus grands, et ainsi de suite jusqu'à ce que l'ensemble forme une grande république d'esprit cellulaire obéissant à l'Esprit Instinctif. Le contrôle de ces grands amas est l'un des rôles de l'Esprit Instinctif, et en général il le remplit très bien, à moins que l'Intellect ne vienne s'immiscer dans son travail en lui transmettant des peurs ou d'autres pensées qui vont alors le démoraliser. Son travail est aussi parfois retardé par l'Intellect qui le force à acquérir des habitudes étranges et incongrues dans la régulation du corps via l'intelligence cellulaire. Par exemple, dans le cas de la constipation, l'Intellect étant occupé avec d'autres tâches, il ne laissera pas le corps répondre aux appels de l'Esprit Instinctif, qui réagit à la demande des cellules du côlon (il n'accordera pas non plus d'attention à la demande en eau). Le résultat étant alors que l'Esprit Instinctif sera incapable d'exécuter ses propres ordres, et lui ainsi que certains groupes cellulaires seront déprimés et ne sauront plus quoi faire : des mauvaises habitudes apparaissent et remplacent l'habitude naturelle. Parfois, une sorte de rébellion éclate chez certains amas cellulaires causée sans doute par une interruption dans la chaîne naturelle de commandement de leur gouvernement, l'institution de coutumes étranges engendrant une confusion. Quelquefois, il semble que certains des groupes plus petits (et parfois même les plus grands) se mettent en «grève», se révoltent contre les tâches inhabituelles et inappropriées qu'elles sont forcées de réaliser (les obligeant à travailler en heure supplémentaire) ou contre d'autres causes semblables telle qu'une mauvaise alimentation. Ces petites cellules réagissent souvent comme les hommes le feraient dans de telles situations, la similitude est parfois troublante pour les chercheurs et les spécialistes. Ces rébellions, ou ces grèves, ont l'air de se répandre si le problème n'est pas résolu, et même lorsqu'il est corrigé, les cellules semblent retourner à leur travail en boudant, au lieu de faire de leur mieux elles se contentent de faire le strict minimum, et seulement quand elles en ont envie. Un retour à la normale, qui résulte d'une alimentation accrue, d'une meilleure attention, etc., restaurera petit à petit un état naturel, mais lorsque la Volonté commande directement les groupes cellulaires, la résolution des problèmes peut être immédiate. Il est incroyable de constater la rapidité avec laquelle l'ordre et la discipline peuvent être rétablis de cette manière. Les yogis avancés maîtrisent merveilleusement bien le système involontaire et peuvent influencer directement presque n'importe quelle cellule de leur corps. Et même parmi les soi-disant yogis des villes indiennes (de simples charlatans) présentant leurs tours contre quelques poignées de pièces des voyageurs itinérants, certains peuvent donner un spectacle intéressant de ce contrôle, mais parfois ces spectacles dégoûtent les spectateurs sensibles et sont difficiles à regarder pour les véritables yogis, qui déplorent de voir une science noble exploitée de cette manière.

La volonté exercée peut agir directement sur ces cellules et ces amas par un simple processus de concentration immédiate, mais cette méthode demande beaucoup d'entraînement de la part de l'étudiant. Il existe d'autres méthodes où l'étudiant engage la volonté par la répétition de certains mots pour concentrer sa Volonté. En Occident, les auto-suggestions et les affirmations fonctionnent de la même manière. Le mot fixe l'attention et la Volonté sur le centre du problème et commande petit à petit sa résolution aux cellules en grève, une réserve de Prana est également dépêchée sur les lieux du problème, fournissant

aux cellules une énergie supplémentaire. En même temps, la circulation de la région touchée est accrue, apportant plus de nutriments et
de matériaux de construction aux cellules.

Les Hatha yogis enseignent à leurs étudiants une des méthodes les
plus simples pour atteindre le lieu du problème et donner un ordre expresse aux cellules, ces derniers doivent l'utiliser jusqu'à ce qu'ils soient
capables de concentrer leur Volonté sans aucune aide. La méthode est
de d'abord simplement « hausser le ton » en s'adressant à l'organe ou la
partie rebelle, le commander comme s'il s'agissait d'un groupe de jeunes
garçons ou d'une escouade de recrues de l'armée. Commandez-les sans
hésitation et avec fermeté, dites à l'organe ce que vous voulez qu'il fasse,
renouvelez plusieurs fois le commandement sèchement. En tapant ou
en frappant légèrement la partie concernée, ou celle se trouvant au-dessus, vous attirerez l'attention de l'amas de cellules de la même manière
que si vous tapiez sur l'épaule d'un homme le forçant à s'arrêter et à se
retourner pour écouter ce que vous auriez à dire. Mais s'il vous plaît,
n'allez pas croire que nous essayons de vous dire que les cellules ont des
oreilles et qu'elles comprennent les mots de votre langue. Ce qu'il se
passe réellement est que le mot prononcé avec force vous aide à créer
une image mentale dont la signification est directement envoyée où il
faut, en passant par les canaux du système nerveux sympathique sous
le contrôle de l'Esprit Instinctif, et que celle-ci est facilement comprise
par les groupes cellulaires et mêmes les cellules individuelles. Comme
nous l'avons déjà dit, une réserve supplémentaire de Prana et une quantité accrue de sang sont aussi envoyées dans la région touchée grâce à
l'attention concentrée de la personne qui émet le commandement. Les
ordres d'un guérisseur peuvent être donnés de la même manière, l'Esprit
Instinctif du patient reçoit le commandement et le fait passer jusqu'au
lieu de la rébellion cellulaire. Cela pourrait sembler puéril pour beaucoup de nos étudiants, mais cette méthode est supportée par de bonnes
raisons scientifiques et les yogis estiment qu'il s'agit de la méthode la
plus simple grâce à laquelle les ordres mentaux peuvent atteindre les
cellules. Alors attendez de l'avoir essayée avant de la considérer comme
inutile. Elle a résisté à l'épreuve des siècles et aucune autre méthode n'a

été trouvée pour la remplacer.

Si vous souhaitez essayer cette méthode sur une partie de votre corps, ou le corps de quelqu'un d'autre qui ne fonctionne pas correctement, frappez gentiment la dite partie avec la paume de votre main en lui disant fermement (par exemple) : « Ecoute-moi, Foie, tu dois mieux travailler. Tu es trop paresseux à mon goût. J'attends mieux de toi à partir de maintenant, au travail. Aller, au travail, je te dis, et arrête tes âneries. » Vous n'avez pas besoin de prononcez exactement ces mots-là, vous pouvez dire ce qu'il vous vient à l'esprit, du moment que vous communiquez sans hésitation et avec fermeté l'ordre à l'organe de faire son travail. La fonction du cœur peut être améliorée ainsi, mais il faut agir plus en douceur, comme son amas de cellules possède un degré bien supérieur d'intelligence que celui du foie, par exemple, et doit être adressé avec plus de respect. Rappelez gentiment le cœur que vous attendez qu'il fasse mieux son travail, mais parlez-lui poliment et n'essayez pas de « l'intimider » comme vous l'avez fait avec le foie. Le groupe cellulaire cardiaque est le groupe le plus intelligent au contrôle d'un organe, l'amas du foie est le plus stupide et le moins intelligent, qui a tendance a être vraiment têtu comme une mule, alors que le cœur est comme un pur-sang, intelligent et vigilant. Si votre foie est rebelle, vous devez être ferme en gardant à l'esprit sa prédisposition à l'entêtement. L'estomac est assez intelligent, mais bien moins que le cœur. Le côlon est plutôt obéissant, bien qu'il soit patient et éprouvé. On peut ordonner au côlon d'évacuer ce qu'il contient à une heure précise chaque matin, et si vous avez suffisamment confiance en lui pour aller à la selle à cette heure-là, gardez vos promesses, en fait, vous remarquerez que le côlon reprendra très vite son assurance. Des règles irrégulières peuvent être régulées, et des habitudes normales retrouvées, en quelques mois en marquant la bonne date sur le calendrier puis en s'accordant un traitement délicat chaque jour dans le même ordre que ceux mentionnés ci-dessus : dire aux groupes de cellules au contrôle de cette fonction qu'il reste encore tant de jours avant la date prévue et que vous voulez qu'ils se mettent au travail afin que tout soit normal le jour venu. En vous rapprochant de la date, attirez l'attention de l'amas qu'il ne reste que quelques jours, et qu'ils doivent s'occuper de leurs affaires. Ne donnez pas d'ordre à la légère mais avec sincérité, et vous devez être sincères, et ils vous obéiront. Nous avons vu beaucoup de cas de règles irrégulières qui ont été arrangés de cette manière en un à trois mois. Cela peut vous paraître ridicule, mais tout ce que nous pouvons vous dire est que vous n'avez qu'à essayer vous-même. Nous n'aurions pas assez de place pour expliquer la méthode pour chaque trouble, mais vous verrez tout de suite quel organe ou groupe se trouve à l'origine du problème avec ce que nous avons indiqué dans les autres chapitres, et vous n'aurez qu'à donner votre ordre. Si vous ne savez pas quel organe vous pose problème, vous savez au moins la région où se trouve votre gêne, et vous pourrez envoyer vos commandements à cette partie du corps. Vous n'avez pas besoin de connaître le nom de l'organe, ordonnez simplement la zone touchée et dites-lui : « Ecoute-moi, toi, etc.» Ce livre n'est pas sensé être un traité sur la guérison des maladies, son but est d'indiquer la voie vers la santé en évitant les maladies, mais ces petits indices pour retrouver un fonctionnement normal des organes rebelles vous seront peut-être utiles.

Vous serez étonnés du degré de contrôle qu'il vous sera possible d'obtenir sur votre corps en suivant la méthode ci-dessus et ses variations. Vous serez capables de soulager vos migraines en envoyant le sang vers le bas, vous pourrez réchauffer vos pieds froids en ordonnant au sang d'y circuler en plus grande quantité, accompagné de Prana, bien entendu. Vous pourrez réguler la circulation, et ainsi stimuler tout votre corps et soulager des parties fatiguées. En fait, il n'y a aucune limite à ce que vous pourrez faire à votre corps si vous avez la patience d'essayer. Si vous ne savez pas comment ordonner à la partie, vous pouvez commencer ainsi : « Ecoute-moi, toi, il faut aller mieux, je veux que la douleur s'en aille, je veux que tu ailles mieux,» ou quelque chose dans ce genre-là. Mais tout cela demande de l'entraînement et de la patience évidemment. Il n'existe pas de voie rapide vers la réussite.

Chapitre 23
Les règles de la relaxation

Les pensées se matérialisent en action, et les actions réagissent à l'esprit. Ces deux vérités sont liées. Elles sont aussi vraies l'une que l'autre. Nous avons souvent entendu parlé de l'influence de l'esprit sur le corps, mais nous ne devons pas oublier que le corps, ou son comportement et ses postures, réagit à l'esprit et à l'influence des états mentaux. Nous devons garder en tête ces deux vérités lors de l'étude de la relaxation.

Une grande partie des pratiques stupides et nuisibles, ainsi que l'habitude de contracter les muscles, sont causées par des états mentaux matérialisés en action physique. Et, d'un autre côté, la plupart de nos états mentaux sont dus ou encouragés par des habitudes d'insouciance physique, etc. Lorsque nous sommes énervés, l'émotion a tendance à se manifester par des poings serrés. Et d'autre part, si nous entretenons l'habitude de serrer les poings, de froncer les sourcils, de serrer les lèvres et de se renfrogner, nous serons capables de mettre l'esprit dans un tel état que la moindre chose le fera éclater de colère. Vous connaissez tous l'expérience qui consiste à forcer à sourire avec la bouche et les yeux pendant un certain temps, dont le résultat est généralement que vous vous sentez « sourire » après quelques minutes.

Une des premières étapes visant à éviter les pratiques nuisibles de la contraction musculaire, qui se résulte par un gaspillage de Prana et une usure des nerfs, est de développer une attitude mentale calme et reposée. Cela demandera d'abord beaucoup de travail, mais il est possible d'y parvenir et à la fin, vous serez bien récompensés pour vos efforts. Le calme et le repos mentaux peuvent être atteints en éliminant l'inquiétude et la colère. Bien entendu, la peur est à l'origine de ces deux émotions, mais en se familiarisant avec la conception que l'inquiétude et la colère soient deux états mentaux fondamentaux, nous les considérons ainsi comme tels. Le yogi s'entraîne depuis son plus jeune âge à éliminer ou à réprimer ces deux émotions, le résultat étant qu'après avoir développé entièrement toutes ses capacités, le yogi est parfaitement serein, calme et il émane un sentiment de puissance et de force. Il inspire la même impression qu'une montagne, ou la mer, ou toute autre manifestation de force contenue. Celui qui est en sa compagnie ressent la présence d'une grande force et d'une grande puissance parfaitement reposées. Le yogi considère la colère comme une émotion indigne, qui est naturelle chez l'animal inférieur et les hommes sauvages, mais parfaitement déplacée chez l'homme évolué. Il la voit comme une sorte de folie passagère, et prend en pitié l'homme qui perd le contrôle et se noie dans sa colère. Il sait qu'elle est improductive, et qu'elle n'entraîne qu'un gaspillage inutile d'énergie, n'inflige que des blessures indéniables au cerveau et au système nerveux en plus d'affaiblir la nature morale et la croissance spirituelle. Cela ne signifie pas que le yogi soit un être timide, qui n'ait pas de « cran ». Bien au contraire, il ne connaît pas la peur et son calme est immédiatement ressenti comme la manifestation de sa force et non de sa faiblesse.

Avez-vous déjà remarqué que les hommes possédant une grande force ne professent presque jamais de menaces ou de vantardises ? Ils laissent cela aux faibles et à ceux qui veulent paraître forts. Le yogi a également éliminé l'inquiétude de son état mental. Il a appris à reconnaître qu'il ne s'agissait que d'un gaspillage stupide d'énergie, qui n'aboutit à rien et fait plus de mal que de bien. Il croît aux pensées sincères quand des problèmes doivent être résolus ou surmontés, mais il ne tombe jamais dans l'inquiétude. Il voit l'inquiétude comme un gaspillage d'énergie et de mouvement, qui n'est pas digne d'un homme évolué. Il connaît trop bien ses propres pouvoirs et natures pour se laisser aller à l'inquiétude. Il s'est petit à petit libéré de sa malédiction et enseigne à ses étudiants que se libérer de la colère et de l'inquiétude est la première étape dans la pratique du Yoga.

Quoique le contrôle des émotions indignes de nature inférieure fasse partie des autres branches de la Philosophie du Bien-Être, il a une incidence directe sur l'étude de la Relaxation dans la mesure où il est établi que celui qui est habituellement affranchi de Colère et d'Inquiétude l'est également des causes principales de la contraction musculaire et du gaspillage nerveux involontaires. L'homme qui est habité par la colère a des muscles tendus par des impulsions cérébrales chroniques involontaires. L'homme qui est submergé par l'inquiétude est en permanence dans un état de tension nerveuse et de contraction musculaire. Nous voyons ainsi facilement que lorsqu'on se détache de ces émotions débilitantes, on se libère aussi d'une grande partie de la contraction musculaire dont nous avons parlée, à condition que vous vous libérez de cette grande source de gaspillage, parvenez à vous débarrasser des émotions qui en sont à l'origine.

En revanche, la pratique de la relaxation, d'éviter les états de tension des muscles dans la vie de tous les jours, agira sur l'esprit, et lui permettra de retrouver un calme et un repos normaux. Il s'agit d'une règle applicable dans les deux sens.

Une des premières leçons de la relaxation physique donnée par les Hatha yogis à leurs élèves sera expliquée dans le prochain paragraphe. Cependant, avant de commencer, nous voulons bien faire comprendre à l'étudiant le thème majeur de la pratique yogi de la Relaxation. Celui-ci consiste en deux mots : « LIBÉREZ-VOUS. » Si vous maîtrisez la signification de ces mots et que vous êtes capables de les mettre en pratique, alors vous aurez compris le secret de la théorie et de la pratique yogi de la Relaxation.

L'exercice yogi de Relaxation suivant est un favori :

1. Allongez-vous à plat sur le dos. Détendez-vous autant que possible, détendez vos muscles. Puis, tout en restant détendu, laissez votre esprit vagabonder dans votre corps, de la tête jusqu'aux pieds.

2. Ainsi, vous remarquerez que certains muscles par-ci et par-là sont encore contractés, détendez-les. Si vous faites cela minutieusement (vous vous améliorerez avec la pratique), tous les muscles de votre corps seront parfaitement détendus et vos nerfs au repos.

3. Respirez profondément quelques fois, en restant allongé silencieusement et tout à fait détendu.

4. Vous pouvez modifier cet exercice en vous tournant légèrement sur le côté et en vous détendant ensuite complètement. Puis, tournez-vous de l'autre côté et détendez-vous à nouveau.

5. Ce n'est pas aussi facile qu'on le croirait au premier abord, et vous vous en rendrez compte après plusieurs essais.

6. Mais ne vous découragez pas. Essayez à nouveau jusqu'à maîtriser le « truc ». Tout en étant allongé et détendu, pensez que vous êtes allongés sur un divan doux et moelleux, que votre corps et vos membres soient aussi lourds que du plomb.

7. Répétez ces mots plusieurs fois, lentement : « Lourd comme du plomb, lourd comme du plomb, » tout en levant vos bras, retirez le Prana qui s'y trouve en cessant la contraction des muscles, et laissez-les retomber de tout leur poids à vos côtés.

8. Il s'agit d'une étape difficile pour la plupart des personnes lors de leur première tentative. L'habitude de contracter les muscles involontairement est tellement ancrée en elles, qu'elles sont incapables de laisser retomber leur bras lourdement.

9. Quand vous aurez maîtrisé les bras, essayez les jambes, une à la fois, puis les deux en même temps.

10. Laissez-les retomber de tout leur poids et restez complètement détendu.

11. Reposez-vous entre vos essais et ne soyez pas trop vigoureux lors de l'exercice, puisque le but ici est de vous reposer ainsi que d'obtenir le contrôle de vos muscles. Puis, levez la tête et laissez-

la retomber de la même manière.

12. Enfin, restez allongé et visualisez l'image mentale du divan,
    ou du sol, entrain de supporter tout le poids du corps.

Vous vous moquerez peut-être de cette idée, en pensant que de toute
manière, lorsque nous sommes allongés, c'est toujours le divan qui sup-
porte votre poids, mais vous vous trompez. Vous remarquerez que, malgré vous, vous essayez de porter une partie de votre poids en tendant
certains muscles : que vous essayez de vous soulever. Cessez et laissez
le divan s'en occuper. Vous êtes aussi ridicules que la vieille dame assise au bord de son siège et qui essayait d'aider le train à aller plus vite.
Inspirez-vous de l'enfant endormi. Il laisse tout son poids reposer sur le
lit. Si vous en doutez, regardez le lit où a dormi un enfant et voyez les
« bosses », les marques laissées par son petit corps. Si vous avez du mal
à comprendre le truc de cette relaxation complète, le fait de visualiser
l'image mentale d'être « mou » comme un linge mouillé, mou des pieds à
la tête, d'être complètement lâche et mou en étant allongé, sans aucune
raideur, vous aidera peut-être. Un peu d'entraînement fera rapidement
des miracles sur vous et vous vous lèverez de cette « exercice de repos »
frais et dispos, et vous vous sentirez capable de bien travailler.

Les Hatha yogis enseignent aussi d'autres exercices de Relaxation, ceux
décrits plus loin font partie des meilleurs « exercices de relâchement »
(traduction libre) d'après l'appellation yogis.

Quelques exercices de « relâchement »

1. Retirez tout le Prana de votre main, laissez les muscles se relâcher
   de sorte que votre main pende librement de votre poignet, comme
   si elle était sans vie. Secouez-la d'avant en arrière sur le poignet.
   Puis, essayez de faire de même avec l'autre main. Et enfin, avec
   les deux mains en même temps. Avec un peu d'entraînement vous
   vous ferez une bonne idée.

2. Plus difficile que le premier exercice, ici détendez et relâchez vos doigts, puis balancez-les librement de vos articulations. Essayez d'abord avec une main, puis l'autre et enfin les deux ensemble.

3. Retirez tout le Prana de vos bras et laissez-les pendre le long du corps, détendus et relâchés. Puis, balancez votre corps de droite à gauche, en laissant vos bras se balancer avec le mouvement du corps (comme des manches vides de manteau), sans faire d'effort avec vos bras. Essayez avec d'abord un bras, puis l'autre et enfin les deux. Cet exercice peut être modifié en contorsionnant le corps de différentes manières et toujours en laissant pendre vos bras. Vous comprendrez si vous visualisez des manches de manteau pendantes.

4. Relâchez votre avant-bras, en le laissant pendre de votre coude. Effectuez un mouvement avec le haut du bras, mais évitez de contracter les muscles de l'avant-bras. Secouez-le, tout à fait détendu et relâché. D'abord avec un bras, puis l'autre et pour finir les deux en même temps.

5. Laissez votre pied se détendre complètement et pendre à votre cheville. Vous aurez besoin d'un peu d'entraînement comme les muscles du pied sont généralement toujours plus ou moins contractés. Mais les pieds des nourrissons sont bien relâchés quand il ne les utilise pas. D'abord un pied, puis faites de même avec l'autre.

6. Détendez votre jambe, en retirant tout le Prana, et laissez-la pendre, détendue, de votre genou. Secouez-la et balancez-la. En commençant par une jambe, puis l'autre.

7. Tenez-vous sur un coussin, ou un tabouret, ou un gros livre, et laissez une jambe se balancer librement, détendue, de votre cuisse, après l'avoir parfaitement relâchée. Une jambe après l'autre.

8. Levez vos bras au-dessus de votre tête, puis, en retirant tout le

Prana, laissez-les retomber lourdement à vos côtés.

9. Levez votre genou devant vous et aussi haut que vous pouvez, puis retirez tout le Prana et laissez-le retomber de tout son poids.

10. Relâchez votre tête, en la laissant tomber en avant, et balancez-la avec un mouvement du corps. Puis, adossez-vous à une chaise et détendez-la, en la laissant tomber en arrière. Bien entendu, elle tombera dans n'importe quelle direction dès que vous en retirerez le Prana. Pour vous faire une bonne idée, pensez à une personne entrain de s'endormir et qui, lorsque le sommeil s'empare d'elle, se détend et décontracte les muscles de la nuque et laisse alors sa tête partir en avant.

11. Relâchez les muscles des épaules et de la poitrine, laissez la partie supérieure de la poitrine tomber en avant, détendue et relâchée.

12. Asseyez-vous sur une chaise et détendez les muscles de votre taille, le haut du corps partira alors en avant, comme un enfant qui commence à s'endormir sur une chaise et tombe progressivement.

Celui qui a maîtrisé tous ces exercices peut, s'il le juge bon, relâcher tout son corps, en commençant par la nuque jusqu'à atteindre les genoux où il tombera alors lentement sur le sol « comme un tas ». Voilà une connaissance précieuse si jamais vous glissez ou tombez accidentellement. La pratique de cette relaxation du corps entier vous aidera beaucoup à vous protéger contre les blessures. Vous remarquerez qu'un jeune enfant se détend de cette manière quand il tombe, et qu'une grosse chute le blesserait à peine alors qu'un adulte s'en sortirait avec un gros bleu, voire même un membre cassé. Le même phénomène peut être observé chez les personnes intoxiquées qui ont perdu l'usage de leurs muscles et sont dans un état presque complet de relaxation. Quand elles tombent, elles s'écroulent « comme un tas » et se blessent à peine.

En pratiquant ces exercices, répétez-les chacun plusieurs fois puis passez ensuite au suivant. Ces exercices peuvent être étendus et modifiés presque à l'infini en fonction de l'ingénuité et de l'inventivité de l'étudiant. Créez vos propres exercices, si vous le voulez, en suivant les suggestions ci-dessus. La pratique des exercices de relaxation procure un précieux sentiment de maîtrise de soi et de repos. Lorsque vous pensez aux théories de relaxation du yogi, gardez à l'esprit la notion de la force au repos. Elle est très efficace pour calmer des nerfs à cran, elle est une antidote pour ce qu'on appelle les « crampes » qui sont dues à l'utilisation de certains muscles au cours d'un travail ou d'un exercice quotidien, et elle est une connaissance précieuse car elle nous permet de nous reposer quand bon nous semble et ainsi de retrouver notre vitalité en un temps record. Les peuples orientaux connaissent la science de la relaxation et l'appliquent dans leur vie de tous les jours.

Ils entreprennent des voyages qui effraieraient l'Occidentaux, et après avoir voyagé des kilomètres, ils font une pause au cours de laquelle ils se laissent tomber au sol, en détendant chacun de leurs muscles et en retirant tout le Prana des muscles volontaires. Ils restent ainsi, totalement relâchés des pieds à la tête, comme s'ils étaient morts. Ils en profitent pour faire une sieste, s'ils le peuvent, sinon ils restent éveillés, leurs sens actifs et vigilants mais avec leurs muscles dans l'état décrit ci-dessus. En se reposant de la sorte pendant une heure, ils deviennent aussi frais et dispos, voire plus, qu'une nuit de sommeil le ferait pour l'homme ordinaire. Puis, ils reprennent leur voyage, revigorés, plein de vie et d'énergie. Pratiquement tous les peuples et les tribus nomades ont acquis ce savoir. Les Indiens d'Amérique, les Arabes, les tribus sauvages d'Afrique, et en fait, plusieurs peuples aux quatre coins du monde semblent l'avoir appris instinctivement. L'homme évolué a laissé ce savoir lui échapper car il a cessé d'effectuer de longs trajets à pieds, mais il bénéficierait beaucoup de retrouver ce savoir perdu et de l'utiliser pour soulager sa fatigue et l'épuisement nerveux causés par une vie professionnelle intense, qui a remplacé son ancienne vie nomade et toutes ses épreuves.

Etirements

Les yogis utilisent une autre méthode pour se reposer : les « étirements ». À première vue, ils semblent être à l'opposé de la relaxation, mais en fait, ils se ressemblent beaucoup dans la mesure où ils retirent la tension des muscles qui sont habituellement contractés, et à travers eux envoient du Prana à toutes les parties du système, équilibrant ainsi l'état pranique à l'avantage de toutes les parties du corps. La nature nous incite à bailler et à nous étirer quand nous somme fatigués. Ecoutons-la et apprenons. Apprenons à nous étirer volontairement mais aussi inconsciemment. Cela est bien plus difficile qu'il n'y paraît et vous devrez vous exercer avant de pouvoir profiter pleinement des bienfaits.

Suivez les exercices de Relaxation dans l'ordre donné dans ce chapitre, mais au lieu de détendre chaque partie les unes après les autres, étirez-les simplement. Commencez par les pieds, puis montez dans les jambes et continuez jusqu'aux bras et à la tête. Etirez-vous de toutes sortes de manières, en contorsionnant vos jambes, vos pieds, vos bras, vos mains, votre tête et votre corps comme vous le souhaitez afin de bénéficier complètement des étirements. N'ayez pas peur de bailler, non plus, il s'agit simplement d'une forme d'étirement. Au cours de votre étirement, vous allez, bien sûr, contracter et tendre des muscles, mais vous vous sentirez reposés et soulagés en les relâchant. Gardez à l'esprit l'idée du : « libérez-vous », plutôt que celle de l'effort musculaire. Nous ne pouvons pas vous donner des exercices d'étirement, puisqu'il en existe tellement que l'étudiant ne devrait pas avoir besoin d'aide pour en trouver. Laissez-le se faire sa propre idée mentale d'un bon étirement reposant et la Nature lui dira quoi faire. Toutefois, voici une suggestion générale : Tenez-vous debout, les jambes écartées et vos bras levés et étendus au-dessus de votre tête. Mettez-vous alors sur la pointe des pieds et étirez vous petit à petit comme si vous vouliez toucher le plafond. Un exercice d'une grande simplicité, mais extrêmement efficace.

Une modification de cette étirement peut être de vous « secouer », détendus et relâchés, en utilisant autant de parties de votre corps que possible. Le Terre-neuve qui s'ébroue en sortant de l'eau est un très bon exemple.

Si vous pratiquez et effectuez correctement toutes ces méthodes de relaxation, vous sentirez un renouveau d'énergie et vous serez plus enclin à retourner travailler, vous vous sentirez comme si vous veniez de vous réveillez d'un sommeil réparateur et que vous veniez de vous sécher après un bon bain.

Exercice de relaxation mentale

Il convient sans doute de vous donner un exercice de Relaxation Mentale avant de conclure ce chapitre. La relaxation physique a bien sûr un effet sur l'esprit et l'apaise. Mais la Relaxation Mentale agit également sur le corps et le repose. C'est pourquoi cet exercice peut être utile pour ceux qui n'ont pas encore trouver ce qui leur convient au fil des précédentes pages de ce chapitre :

1. Asseyez-vous calmement, de manière détendue et confortable, et retirez votre esprit aussi loin des objets extérieurs que possible, le vidant de pensées qui demandent un vif effort mental, laissez vos pensées aller vers l'intérieur et se poser sur votre vrai soi. Pensez à vous-même comme étant indépendant du corps et capable de le quitter sans détruire votre individualité. Vous ressentirez petit à petit un repos, un calme et une satisfaction merveilleux. Votre attention doit être complètement retirée du corps physique et centrée uniquement sur le « Je » supérieur, qui est le vrai « vous ». Pensez aux grands mondes qui vous entoure, aux millions de soleils, chacun entouré par son groupe de planètes comme notre Terre, mais dans bien des cas, plus grandes. Faites-vous une idée de l'immensité de l'espace et du temps, considérez l'importance de la Vie sous toutes ses formes et dans tous ces mondes, prenez conscience de la position de la Terre et voyez-vous comme un insecte sur un grain de poussière. Puis, élevez-vous dans votre pensée et réalisez que, bien que vous ne soyez qu'un atome dans ce grand ensemble, vous demeurez un frag-

ment de la Vie elle-même, une particule de l'Esprit.

2. Prenez conscience que vous êtes immortel, éternel et indestruc-
    tible, une part essentielle au Tout, une part sans laquelle le Tout
    ne peut exister, une pièce indispensable à la structure du Tout.
    Voyez-vous en contact avec l'ensemble de la Vie, ressentez la Vie
    du Tout battre en vous, tout cet océan de Vie vous berçant sur
    son sein.

Enfin, réveillez-vous et retournez à votre vie physique, et vous retrouverez votre corps revigoré et votre esprit calme et fort. Vous serez
enclin à réaliser ce travail que vous reportez depuis si longtemps. Vous
avez tiré profit et avez été renforcé par votre voyage dans les régions
supérieures de l'esprit.

Un moment de calme

Une méthode yogi de prédilection pour arriver à échapper un instant
à votre tâche de la journée, se reposer « sur le pouce » comme un de nos
jeunes amis l'a ainsi récemment exprimé, est la suivante :

1. Tenez-vous droit, la tête relevée et les épaules en arrière, vos
    bras pendent librement le long du corps.

2. Puis, soulevez lentement vos talons du sol, en balançant petit à
    petit le poids de votre corps sur la pointe de vos pieds, tout en
    levant en même temps les bras sur les côtés jusqu'à les étendre
    comme les ailes déployées d'un aigle.

3. Prenez une profonde inspiration, alors que votre poids tombe
    sur la pointe de vos pieds et que vos bras s'étendent et vous au-
    rez l'impression de voler.

4. Enfin, expirez doucement et revenez peu à peu sur vos talons et

ramenez vos bras le long du corps.

Répétez si vous avez apprécié la sensation. Se soulever et étendre les bras procurent une sensation d'allégresse et de liberté qui doit être vécue pour pouvoir la comprendre.

Chapitre 24
L'intérêt de l'exercice physique

À l'origine, l'homme n'avait pas besoin d'éducation physique (ni l'enfant, ni le jeune avec des intérêts normaux). Le style de vie de l'homme originel mettait à sa disposition une abondance d'activités différentes, en extérieur et dans les meilleures conditions pour faire de l'exercice. Il était incité à chercher sa nourriture, à la préparer, à faire de l'agriculture, à construire ses maisons, rassembler des combustibles, et à exécuter une multitude de choses indispensables pour vivre une vie simple et confortable. Mais en se civilisant, l'homme a commencé à déléguer certaines de ses obligations à d'autres, à se restreindre à un ensemble d'activités, jusqu'à ce qu'aujourd'hui beaucoup d'entre nous ne fassions presque plus du tout de travail manuel, alors que d'autres ne font que cela mais dans une certaine limite, et dans les deux cas vivant une vie non naturelle.

Le travail physique sans activité mentale écrase la vie d'un homme, et l'inverse vaut aussi bien. La Nature exige le maintient de l'équilibre, de trouver un juste milieu. La vie naturelle et normale demande à l'homme d'utiliser toutes ses capacités, intellectuelles et physiques, et l'homme capable de réguler ainsi sa vie de sorte à faire autant d'exercices physiques que mentaux sera le plus heureux et aura la meilleure des santés.

Les enfants effectuent l'exercice nécessaire par le jeu, et l'instinct naturel de l'enfant le force à jouer, à faire du sport. Les hommes, s'ils sont sages, varient leur travail intellectuel et leur vie sédentaire en faisant du sport ou en jouant. Avec le succès qui a suivi l'introduction du golf et d'autres jeux similaires ces dernières années, nous pouvons constater que l'homme n'a pas encore perdu son vieil instinct naturel.

Les yogis considèrent que l'instinct de jouer, la sensation qu'on a besoin d'exercice, est le même instinct qui pousse l'homme à réaliser des tâches plus naturelles : il s'agit de l'appel de la nature à nous pousser à l'activité, une activité variée. Le corps normal et sain est un corps qui a toutes ses parties équitablement bien alimentées, ce qui signifie qu'elles doivent être toutes utilisées. Une partie qui est ignorée reçoit moins de nutriments qu'à la normale, et avec le temps s'affaiblit. La Nature a mis à disposition de l'homme des exercices pour chacun de ses muscles et parties de son corps, grâce au travail et au jeu naturels. Ce que nous voulons dire par travail naturel n'est pas le travail associé à une certaine forme de tâche physique puisqu'un homme qui pratique ce genre de métiers n'exerce qu'un ensemble de muscles et est susceptible d'être « trop musclé », il a autant besoin d'exercice que l'homme qui reste assis à son bureau toute la journée, sauf que ce premier a souvent l'avantage de travailler en extérieur.

Nous estimons les méthodes modernes du « culturisme » comme de bien mauvais remplacements du travail et du jeu en extérieur. Elles sont démunies d'intérêt et n'exercent pas autant l'esprit que le font le travail ou les jeux. Mais mieux vaut une forme d'exercice quelconque que pas du tout. Cependant, nous protestons contre cette forme de culturisme qui a pour but de gonfler certains muscles et l'exécution de prouesses de « l'homme fort ». Tout cela n'est pas naturel. Le système parfait de culturisme est celui qui vise à réaliser un développement uniforme de l'ensemble du corps, l'utilisation de tous les muscles, l'alimentation de chaque partie, qui ajoute autant d'intérêt que possible à l'exercice, et qui garde ses élèves en plein air.

Les yogis réalisent leur propre travail quotidiennement, et effectuent leur exercice physique de cette manière. Ils font aussi de longues promenades dans les bois (s'ils sont à proximité d'un bois, ce qui est souvent le cas car ils préfèrent les régions montagneuses et évitent autant que possible les plaines et les grandes villes), ou dans les collines. Mais ils connaissent également un certain nombre de formes d'exercices légers qu'ils effectuent pour varier leurs temps d'étude et de méditation. Ces exercices n'ont rien de particulièrement original ou de nouveau, ils ressemblent beaucoup à la gymnastique et aux mouvements de Delsarte, en vogue en Occident. Cependant, la différence principale et la plus importante réside dans le fait qu'ils utilisent l'esprit en connexion avec les mouvements physiques. Tout comme l'intérêt du travail et du jeu active l'esprit, le yogi en fait aussi autant grâce à ses exercices. Il s'intéresse aux exercices et par un effort de la volonté il envoie un flux accru de Prana aux parties mises en mouvement. Il en tire ainsi des bénéfices multipliés et quelques minutes d'exercice lui procurent dix fois plus de bien que le même exercice réalisé dans l'indifférence, ou de manière désintéressée. Envoyer l'esprit dans la partie voulue est un «truc» facile à apprendre. Tout ce dont vous avez besoin est d'accepter comme fait qu'il est possible de le faire, vous débarrassant ainsi de toute résistance inconsciente résultant d'une attitude mentale au scepticisme. Puis, commandez simplement l'esprit d'envoyer une quantité de Prana à la partie, et d'accroître sa circulation. L'esprit s'exécutera dans une certaine mesure, inconsciemment, l'instant où l'attention est centrée sur une partie du corps, mais l'effort de la volonté augmente grandement l'effet. Il n'est pas nécessaire de froncer les sourcils, de serrer les poings ou d'effectuer un effort physique violent pour utiliser ainsi la Volonté. En fait, la manière la plus simple d'obtenir le résultat désiré est d'être sûr qu'il se réalisera. Cet «espoir certain» agit presque comme un ordre ferme et expresse de la Volonté, agissez et la chose se réalisera.

Par exemple, si vous souhaitez envoyer une plus grande quantité de Prana dans votre bras, ainsi qu'accroître sa circulation et donc son alimentation, pliez simplement le bras et étendez-le progressivement, en fixant votre regard ou votre attention sur l'avant-bras tout en gardant à l'esprit la pensée du résultat voulu. Faites cela plusieurs fois, et vous sentirez que votre bras a été très exercé bien que nous n'ayez effectué aucun mouvement brusque et que vous n'avez utilisé aucun accessoire. Essayez cette méthode sur plusieurs parties du corps, en réalisant des mouvements musculaires pour fixer votre attention, et vous prendrez vite le truc, de sorte que lorsque vous effectuerez n'importe quels exercices habituels vous le ferez presque automatiquement. En résumé, quand vous vous exercez, prenez conscience de ce que vous faites et pourquoi vous le faites, et vous obtiendrez les résultats. Mettez de la vie et de l'intérêt dans votre exercice physique, et évitez les mouvements à réaliser de manière apathique et mécanique typiques du culturisme. Mettez-y de «l'amusement», et prenez du plaisir. De cette manière, l'esprit et le corps en bénéficieront et vous terminerez votre exercice resplendissant et ravi comme vous ne vous êtes jamais sentis auparavant.

Dans notre prochain chapitre, nous vous décrirons quelques exercices simples qui, si vous les suivez, vous prodigueront tous les mouvements nécessaire pour exercer l'ensemble de votre corps, en utilisant chaque partie, en renforçant tous les organes qui vous rendront non seulement aussi musclé, droit et dressé qu'un Indien, mais également aussi souple et rapide que l'athlète. Ces exercices proviennent en partie de quelques mouvements orientaux, adaptés pour les occidentaux, auxquels ont été ajoutés un nombre de mouvements qui ont trouvé grâce aux yeux des préparateurs physiques des armées européennes et américaines. Ces directeurs physiques de l'armée ont étudié les mouvements orientaux et en ont adopté certains qui leur convenaient. Ils ont réussi à former des séries de mouvements, bien que très simples et facilement exécutable en quelques minutes, capables de prodiguer autant à un homme ou une femme que plusieurs cours élaborés et autres méthodes culturistes, vendus au prix fort. Ne sous-estimez pas cette méthode de par sa simplicité et sa brièveté. C'est exactement ce que vous cherchiez, où tous les éléments inutiles ont été enlevés. Essayez ces exercices pendant un temps avant de donner un avis définitif. Si vous prenez le temps et la peine de les réaliser régulièrement, ils vous « transformeront » presque physiquement.

Chapitre 25
Quelques exercices physiques

Avant de vous en dire plus sur ces exercices, nous souhaitons insister sur le fait qu'un exercice effectué sans intérêt n'aura aucun effet. Vous devez vous intéresser à votre exercice et y mettre un peu d'esprit. Vous devez apprendre à aimer la tâche, et penser à ce qu'elle signifie. En suivant ce conseil, cet exercice vous apportera un plus grand bénéfice.

Debout

Chaque exercice doit débuter en se tenant debout de manière naturelle, c'est-à-dire en collant vos talons, la tête haute, les yeux regardant droit devant, la poitrine bombée, l'abdomen légèrement rentré et les bras le long du corps.

EXERCICE I

1. Etendez vos bras devant vous, au niveau des épaules, avec les paumes de vos mains jointes.

2. Balancez vos mains en arrière jusqu'à ce vos bras soient alignés avec vos épaules, étendus sur les côtés, voire même légèrement en arrière si vous y arrivez sans forcer. Retournez vivement en position 1, et répétez plusieurs fois. Les bras doivent être balancés dans un mouvement rapide, avec dynamisme et énergie. Ne vous endormez pas sur votre travail ou alors préférez jouer. Cet exercice est très efficace pour développer les muscles pectoraux des épaules, etc. En position 2, vous pouvez améliorer le mouvement en vous mettant sur la pointe des pieds lorsque vos bras partent en arrière, en redescendant sur vos talons quand vous ramenez vos bras devant. Le

mouvement doit être répété en rythme, d'avant en arrière, comme le rapide balancement d'un pendule.

EXERCICE II

1. Etendez vos bras sur les côtés, alignés avec vos épaules, les paumes ouvertes.

2. En gardant vos bras dans cette position, faites des ronds avec vos mains (mais pas trop grands) les bras autant en arrière que possible, et sans laissez vos mains aller en avant de votre poitrine lorsque vous dessinez les cercles. Continuez jusqu'à faire douze ronds environ. Pour un meilleur exercice, inspirez complètement (d'après la méthode yogi) et retenez votre respiration jusqu'à ce que vous ayez réalisé plusieurs cercles. Cet exerce développe la poitrine, les épaules et le dos. Mettez-y de l'énergie et intéressez-vous à ce que vous faites.

EXERCICE III

1. Etendez vos bras devant vous, et faites toucher vos deux petits doigts, les paumes dirigées vers le haut.

2. Puis, toujours en gardant les doigts en contact, soulevez vos mains en un mouvement circulaire jusqu'à ce que le bout de vos doigts touchent le sommet de l'arrière de votre crâne, vos mains dos à dos, et vos coudes s'écartant avec le mouvement jusqu'à (quand vos doigts touchent le crâne, les pouces pointant vers l'arrière) ce qu'ils soient complètement écartés sur les côtés.

3. Laissez vos doigts se poser un instant sur le sommet de votre crâne, puis en poussant vos coudes en arrière (ce qui force vos épaules à aller en arrière) forcez vos bras à aller en arrière d'un mouvement en diagonal jusqu'à ce qu'ils soient à nouveau le long du corps, comme en position de départ.

EXERCICE IV

1. Etendez vos bras sur les côtés, alignés avec vos épaules.

2. Puis, tout en gardant les bras tendus dans cette position, pliez les coudes et soulevez les avant-bras en un mouvement circulaire, jusqu'à ce que le bout de vos doigts touchent légèrement vos épaules.

3. En gardant vos doigts ainsi, poussez vos coudes en avant jusqu'à ce qu'ils se touchent ou presque (en vous entraînant vous réussirez à les faire se toucher).

4. Ensuite, avec vos doigts toujours entrain de toucher vos épaules, balancez vos coudes aussi loin en arrière que possible. (En vous entraînant, vous réussirez à les faire aller de plus en plus loin en arrière).

5. Ramenez vos coudes en avant, puis en arrière, plusieurs fois.

EXERCICE V

1. Placez vos mains sur vos hanches, les pouces derrière, et en ramenant vos coudes en arrière.

2. Penchez-vous en avant à partir des hanches, aussi loin que vous pouvez, en gardant la poitrine bombée et les épaules en arrière.

3. Revenez en position debout d'origine (vos mains toujours sur les hanches) puis penchez-vous en arrière. Quand vous effectuez ces mouvements, ne pliez pas les genoux et allez doucement et lentement.

4. Ensuite, (les mains toujours sur les hanches) penchez-vous doucement sur la droite, en gardant vos pieds bien plantés dans le sol, sans plier les genoux ni vous contorsionner.

5. Revenez en position d'origine, puis penchez-vous doucement sur la gauche, en suivant les instructions précédentes. Cet exercice est un peu fatiguant, faites attention à ne pas trop en faire au début. Allez-y petit à petit.

6. Avec vos mains toujours sur les hanches, effectuez un cercle avec le haut du corps, la tête étant à l'extrémité du cercle, bien sûr. Ne bougez pas les pieds et ne pliez pas les genoux.

EXERCICE VI

1. Tenez-vous droit, levez les bras au-dessus de votre tête, les paumes restant ouvertes avec les pouces qui se touchent lorsque les bras sont complètement étendus : les paumes vers l'avant, bien entendu.

2. Puis, sans plier les genoux, penchez-vous en avant, à partir des hanches, et essayez de toucher le sol avec le bout de vos doigts tendus : si vous en êtes incapables, faites de votre mieux, et vous réussirez rapidement à réaliser ce mouvement correctement, mais gardez à l'esprit qu'il ne faut pas plier ni les genoux ni les bras.

3. Relevez-vous et recommencez plusieurs fois.

EXERCICE VII

1. Tenez-vous droit, les mains sur les hanches, mettez-vous sur la pointe des pieds plusieurs fois, en un mouvement élastique. Restez un petit instant sur la pointe de vos pieds avant de revenir au sol, puis répétez comme expliqué précédemment. Ne pliez pas vos genoux, et gardez vos pieds côte à côte. Cet exercice est très efficace pour développer les mollets et vous serez courbaturés après vos premiers essais.

2. Si vos mollets ne sont pas assez forts, voilà l'exercice pour vous : Les

mains sur les hanches, écartez vos jambes d'environ soixante centimètres, et baissez-vous pour vous « accroupir », restez un instant et revenez en position d'origine. Répétez plusieurs fois, mais pas trop en commençant car vos cuisses seront un peu douloureuses au début. Cet exercice vous donnera des cuisses bien musclées. Ce dernier mouvement peut être amélioré en se baissant tout en étant sur la pointe des pieds au lieu d'avoir les talons au sol.

EXERCICE VIII

1. Tenez-vous droit, les mains sur les hanches.

2. Sans plier les genoux, balancez votre jambe droite à environ quarante centimètres (en gardant votre pied légèrement tourné vers l'extérieur, la plante des pieds plate) puis ramenez la jambe en arrière jusqu'à ce que vos orteils pointent vers le sol, toujours en gardant la jambe bien droite.

3. Recommencez le balancement d'avant en arrière plusieurs fois.

4. Puis faites de même avec la jambe gauche.

5. Les mains sur vos hanches, levez la jambe droite, en pliant le genou, jusqu'à ce que votre cuisse soit perpendiculaire au corps (si vous pouvez la soulever plus haut, allez-y).

6. Reposez votre pied sur le sol et recommencez avec la jambe gauche.

7. Répétez plusieurs fois, une jambe puis l'autre, en allant tout d'abord doucement, puis en allant de plus en plus vite jusqu'à ce que vous trottiez lentement sur place.

EXERCICE IX

1. Tenez-vous droit, les bras étendus devant vous, au niveau des épaules, les paumes vers le sol, les doigts tendus, les pouces croisés et les mains se touchant au niveau des pouces.

2. Penchez-vous en avant au niveau des hanches, en allant aussi loin que possible en avant, tout en balançant les bras vers l'avant, les envoyant vers le bas, en arrière et vers le haut derrière vous, de sorte que lorsque vous êtes penchés au maximum en avant, vos bras soient étendus en arrière, par-dessus vous : gardez vos bras tendus, et ne pliez pas les genoux.

3. Revenez en position debout et recommencez.

EXERCICE X

1. Etendez vos bras sur les côtés, au niveau des épaules, contractez-les sans les bouger en gardant les paumes ouvertes.

2. Fermez vos poings avec vigueur et rapidement, en les serrant fort.

3. Ouvrez les mains énergiquement d'un mouvement vif, en écartant vos doigts autant que possible, comme un éventail.

4. Fermez et ouvrez vos poings comme décrit supra, plusieurs fois et aussi vite que vous pouvez. Mettez de l'énergie dans l'exercice. C'est un très bon exercice pour développer les muscles des mains et acquérir une souplesse des doigts.

EXERCICE XI

1. Allongez-vous sur le ventre, étendez vos bras au-dessus de votre tête puis courbez-les vers le haut, vos jambes sont étendues de tout leur long et soulevez-les en l'air et courbez-les vers l'arrière. La bonne position peut être visualisée comme une soucoupe posée sur une

table en son centre, les rebords tournés vers le haut.

2. Baissez et levez les jambes et les bras plusieurs fois.

3. Puis, mettez-vous sur le dos, et étendez-vous complètement, les bras
    étendus au-dessus de votre tête, le dos de vos mains touchant le sol.

4. Soulevez vos jambes jusqu'à ce qu'elles soient perpendiculaires au
    sol, comme le mât d'un bateau, votre haut du corps et les bras res-
    tant toujours dans la même position précédente. Baissez vos jambes
    et soulevez-les plusieurs fois.

5. Revenez en 3, en étant étendu sur votre dos, les bras au-dessus de
    votre tête et le dos des mains touchant le sol.

6. Levez-vous doucement pour vous mettre en position assise, les bras
    tendus en avant au niveau des épaules. Puis rallongez-vous lente-
    ment, répétez le mouvement de levé et de couché plusieurs fois.

7. Ensuite, retournez sur votre ventre, et prenez la position suivante :
    en gardant le corps droit des pieds à la tête, soulevez-vous jusqu'à
    ce que tout votre poids repose sur vos paumes (les bras étant tendus
    devant vous) à une extrémité et sur vos orteils à l'autre extrémité.
    Pliez ensuite petit à petit vos coudes, en laissant votre poitrine
    s'enfoncer dans le sol, puis soulevez la poitrine et le haut du corps
    en tendant vos bras, tout votre poids reposant sur les bras et vos
    pieds comme appuis. Ce dernier mouvement est difficile et ne doit
    pas être abusé au début.

Exercice pour réduire la taille de l'abdomen

Cet exercice est destiné à ceux qui sont gênés par un ventre trop imposant, du à un surplus de graisse accumulé à cet endroit. On peut
réduire sensiblement la taille du ventre, en effectuant cet exercice de

manière raisonnable, mais gardez toujours en tête « de la modération en toute chose », alors n'en faites pas trop et n'allez pas trop vite en besogne. Voici l'exercice :

1. Expirez (expirez tout l'air des poumons sans trop forcer) et rentrez votre ventre autant que vous pouvez, et tenez un instant avant de le laisser revenir à une position naturelle. Répétez un certain nombre de fois, puis respirez une ou deux fois et faites une pause. Répétez plusieurs fois, en rentrant et sortant le ventre. Il est incroyable de voir à quel point il est possible de contrôler ces muscles tenaces avec un peu d'entraînement. Cet exercice diminuera non seulement les couches de graisses qui recouvrent votre ventre, mais renforcera grandement les muscles abdominaux.

2. Massez et pressez bien (mais pas trop fort non plus) sur votre ventre.

Un exercice de « posture »

Cet exercice vise à vous donner une manière naturelle et gracieuse de se tenir et de marcher, et à vous faire perdre l'habitude d'être « avachi » et de traîner les pieds. Si vous suivez cet exercice de manière assidue, vous aurez un maintient droit et gracieux. Il vous permettra de vous tenir de sorte que chacun de vos organes aient un « espace vital » suffisant et que chaque partie du corps soit correctement balancée et contrebalancée. Cette méthode, ou une autre similaire, est suivie par les responsables militaires dans beaucoup de pays, afin que leurs jeunes soldats se tiennent correctement, mais les avantages dans ce cas-là sont quelque peu entachés par d'autres pratiques militaires qui entraînent une rigidité qu'on peut éviter en effectuant uniquement l'exercice sans la manœuvre militaire. L'exercice est le suivant, suivez-le attentivement :

1. Tenez-vous droit, les talons côte à côte, les orteils pointant légèrement vers l'extérieur.

2. Levez vos bras sur les côtés (d'un mouvement circulaire) jusqu'à ce que vos mains se touchent au-dessus de votre tête, les pouces au contact.

3. Sans plier les genoux ou les coudes, le corps droit (les épaules en arrière lors du mouvement) baissez les mains doucement, par un mouvement circulaire sur le côté jusqu'à ce qu'elles atteignent vos jambes, avec uniquement l'auriculaire et la « tranche » de l'annulaire touchant votre jambe, les paumes vers l'avant. Le soldat se met en bonne position en touchant les coutures de son pantalon avec ses auriculaires.

4. Répétez plusieurs fois, toujours en allant doucement. Avec les mains dans la dernière position, après avoir effectué le mouvement expliqué, il est difficile de mettre les épaules en avant. La poitrine est légèrement bombée, la tête est haute, le cou est droit, le dos est droit et légèrement cambré (en position naturelle), et les genoux sont droits. En résumé, vous avez un bon maintien bien droit, alors gardez-le. Il vous aidera à vous tenir dans cette position, ensuite, en gardant vos auriculaires à l'endroit des coutures de votre pantalon, marchez un peu.

Un peu d'entraînement de ce genre fera des merveilles sur vous, et vous serez surpris de vos progrès. Mais cela demande de la pratique et de la persévérance : comme tout ce qui vaut la peine d'être appris.

Nous en avons ainsi fini avec notre petit système d'exercices. Il est simple et modeste, mais extrêmement efficace. Il utilise chaque partie du corps et si vous le suivez régulièrement, vous en serez « transformés » physiquement. Pratiquez-le de manière assidue et ayez de l'intérêt dans votre travail. Mettez-y un peu d'esprit et souvenez-vous toujours pourquoi vous faites ce travail (ou ce jeu). Gardez en tête la pensée de « FORCE ET DÉVELOPPEMENT » quand vous faites ces exercices et vous obtiendrez de bien meilleurs résultats. Ne vous exercez pas tout de suite après le repas, ou juste avant. N'en faites pas trop, commencez par quelques répétitions de chaque exercice puis augmentez petit à petit jusqu'à atteindre un nombre de répétition assez élevé. Il vaut mieux réaliser cet exercice plusieurs fois dans la journée (si possible) plutôt que de vouloir en faire trop en une seule session.

Le petit système «culturiste» ci-dessus vous aidera autant que ces «cours» très coûteux enseignés individuellement ou par courrier. Ils ont résisté à l'épreuve du temps et sont toujours «d'actualité». Leur efficacité est à la hauteur de leur facilité. Essayez-les et devenez forts.

Chapitre 26
Le bain

Il ne devrait pas être nécessaire de consacrer un chapitre sur l'importance de se laver. Mais il y a encore un grand nombre de personnes qui ne comprennent pratiquement toujours rien à ce sujet. Dans les grandes villes, l'accès facile à une baignoire a en quelque sorte sensibilisé les gens à un usage limité de l'eau pour laver la partie externe de leur corps, mais dans les campagnes, et dans beaucoup de foyers urbains, l'hygiène corporelle n'occupe pas la place importante qu'elle devrait dans la vie quotidienne de la population. Nous estimons ainsi qu'il vaudrait mieux attirer l'attention de nos lecteurs sur le sujet et leur expliquer pourquoi les yogis attachent une si grande importance à avoir un corps propre.

À l'état naturel, l'homme n'avait pas besoin de bains fréquents puisque son corps, alors nu, était nettoyé par la pluie et les arbustes et les arbres se frottaient à sa peau, le nettoyant alors des déchets accumulés qui sont rejetés en permanence par la peau. De plus, l'homme primitif, comme les animaux, vivait toujours près d'un cours d'eau et il suivait son instinct naturel qui le poussait à s'y baigner de temps à autre. Mais le port de vêtements a changé tout cela, et l'homme d'aujourd'hui, bien que sa peau continue de rejeter ses déchets, n'est plus capable de les nettoyer comme avant, et à la place, il les laisse s'accumuler sur sa peau et souffre en conséquence d'une gêne physique et de maladies. Un corps peut être en effet extrêmement sale mais sembler propre en apparence. Beaucoup d'entre vous seraient choqués en jetant un coup d'œil à la loupe de l'amas de détritus qui gît en surface.

Tous les peuples humains ayant un semblant de culture et de civilisation entretenaient leur hygiène corporelle. En réalité, nous pouvons dire que le fait de se laver est un étalon de mesure de la culture d'une nation. Plus les gens se lavent, plus la culture est grande. Moins les gens se lavent, et moins la culture est développée. Nos ancêtres utilisaient les bains dans une démesure grotesque, s'éloignant des méthodes naturelles pour s'adonner à des extrêmes comme les bains parfumés, etc. Les Grecs et les Romains firent du bain un prérequis indispensable pour une vie correcte, et la majorité des peuples antiques étaient bien plus avancés à cet égard que ne l'est notre civilisation moderne. Aujourd'hui, les Japonais sont les pionniers du monde en ce qui concerne la reconnaissance de l'importance du bain et de sa pratique assidue. Le plus pauvre des Japonais préférerait renoncer à son repas plutôt que de ne pas prendre son bain. Même en se retrouvant en plein milieu d'une foule d'une ville japonaise un jour de forte chaleur, on ne sentirait aucune mauvaise odeur. Peut-on en dire autant des foules américaines ou européennes ? Pour beaucoup de peuples, le bain était, et est encore aujourd'hui, une question de devoir religieux, les prêtres, reconnaissant l'importance de se laver, savaient qu'il serait judicieux de l'imposer aux masses de cette manière, en l'intégrant à leurs rites religieux. Les yogis, bien qu'ils ne le considèrent pas comme un rite religieux, pratique néanmoins l'hygiène corporelle comme si elle en était un.

Voyons voir pourquoi les gens devraient se laver. Très peu d'entre nous comprennent réellement le problème et pensent qu'il ne s'agit que de se débarrasser des poussières et de la crasse visible qui se sont accumulées sur notre peau. Mais aussi importante que peut être la propreté, ce n'est pas tout. Examinons pourquoi la peau à besoin d'être nettoyée.

Au cours d'un précédent chapitre, nous vous avons expliqué l'importance d'avoir une transpiration normale et comment, si les pores de la peaux viennent à être bouchés ou obstrués, le corps devient incapable de se débarrasser de ses déchets. Et comment fait-il pour les évacuer ? Ils les évacuent par la peau et les reins. Beaucoup de personnes surmènent leurs reins en leur demandant de travailler deux fois plus en s'occupant aussi de la part de travail de la peau, puisque la nature fera travailler doublement un organe plutôt que de laisser une tâche non accomplie. Chaque pore est un orifice d'un petit canal appelé pore de transpiration qui s'étend profondément dans la surface du corps. Il y a environ 3000 petits canaux dans chaque centimètre carré de notre peau. Ils sécrètent en permanence une eau appelée transpiration, ou sueur, qui est en fait un liquide excrété par le sang et chargé des impuretés et des déchets du système. Vous vous souvenez que le corps démolit sans cesse des tissus et les remplace par de nouveaux, il doit donc se débarrasser de ses déchets de la même manière qu'une famille doit jeter ses ordures et ses saletés. Et la peau constitue un des moyens par lequel les déchets sont évacués. Ces déchets, s'ils restent dans le système, deviennent un vivier abondant pour les bactéries et les microbes, etc., et c'est pour cette raison que la nature insiste tellement pour s'en débarrasser. La peau excrète également du sébum (un film hydrolipidique) qui sert à maintenir une peau lisse et souple.

La peau elle-même subit constamment de grands changements structurels, tout comme n'importe quelle partie du corps. La couche superficielle de la peau, souvent appelée épiderme, est constituée de cellules éphémères régulièrement éliminées et remplacées par de jeunes cellules qui se fraient un chemin vers la surface parmi les anciennes cellules. Celles qui sont abîmées et détruites forment une couche de déchets à la surface de la peau, si on ne les nettoie ou ne les élimine pas. Bien entendu, certaines d'entre elles sont éliminées par le frottement des vêtements, mais il en reste encore une grande partie qui ne peuvent être nettoyées que par un bain ou la toilette.

Dans notre chapitre sur l'utilisation de l'eau comme un hydratant de l'homme interne, nous vous avons montré l'importance d'avoir des pores ouverts, et la vitesse à laquelle un homme mourrait si ses pores étaient bouchés, comme des expériences et des faits l'ont démontré par le passé. Et cette accumulation de cellules abîmées, de sébum, de transpiration, etc., va en partie obstruer les pores à moins que le corps ne reste propre. Et à nouveau, cette crasse à la surface de la peau invitera les microbes et les bactéries volatiles à s'y loger et à se multiplier. Voulez-vous réellement inviter vos amis les microbes ? Nous ne parlons pas ici de la crasse qui provient du monde extérieur (nous savons que vous ne voudriez pas vous la coltiner), mais avez-vous déjà pensé aux déchets de votre propre système, qui constituent autant de crasse que celle venant de l'extérieur, et parfois entraînent des résultats bien pires ?

Tout le monde devrait se laver au minimum une fois par jour. Nous ne disons pas qu'une baignoire soit indispensable (bien qu'elle soit très pratique), mais un bon décrassage est indispensable. Ceux qui ne possèdent pas de baignoire peuvent obtenir les mêmes résultats en utilisant une serviette et une bassine : se frotter tout le corps avec une serviette humide, puis après avoir rincé la serviette, recommencer une deuxième fois.

Le meilleur moment pour prendre un bain ou faire sa toilette est tôt le matin, juste après le levé. Un bain en soirée est aussi une bonne chose. Ne vous lavez jamais directement après, ou avant, un repas. Frottez bien le corps avec un gant rugueux, qui va déloger les peaux mortes et stimuler la circulation. Ne prenez jamais de bain froid quand vous avez froid. Faites un peu d'exercice pour vous échauffer avant de prendre un bain froid. Quand vous prenez un bain, mouillez toujours votre tête en premier, puis votre poitrine, avant d'entrer dans l'eau et d'immerger le reste du corps.

Une pratique favorite des yogis consiste à se frotter vigoureusement le corps avec les mains après avoir pris un bain froid, ou frais, au lieu d'utiliser une serviette, et de mettre ses vêtements secs en étant encore un peu humide. Au lieu d'avoir froid, comme on aurait tendance à penser, l'effet inverse est en fait produit, et on ressent une sensation de chaleur juste après avoir mis ses vêtements, cet effet est accentué en faisant un exercice léger, que les yogis effectuent toujours juste après leur sortie du bain. Cet exercice physique n'est pas violent, et on l'arrête dès qu'on se sent légèrement rayonner dans tout le corps.

Le bain préféré du yogi, ou la toilette, se fait avec de l'eau fraîche (et non glacée). Ils se lavent vigoureusement tout le corps avec les mains, ou un gant, suivi d'une friction à la main, réalisez la respiration profonde du yogi lorsque vous vous lavez et frictionnez. Ils prennent leur bain juste après le levé, et le suive par un léger exercice, comme nous venons de le dire. Quand il fait très froid, ils ne s'immergent pas, mais se mouillent avec une serviette puis se frictionnent. Se mouiller avec de l'eau fraîche, comme nous l'avons expliqué, s'accompagne d'une réaction incroyable, et à la fin du bain, on ressent rapidement une lueur magnétique sur son corps après s'être vêtu. Ces bains yogis, si on les pratique pendant un temps, apportent une grande vigueur et « robustesse », notre chair se renforce, se raffermit et les « rhumes » ne deviennent plus que de lointains souvenirs. La personne qui pratique ces bains devient aussi forte et robuste qu'un arbre, capable de faire face à tous les temps et toutes les saisons.

Nous allons ici mettre en garde nos lecteurs contre le fait de prendre des bains trop froids à leur commencement. Evitez, surtout si vous êtes affaiblis. Essayez tout d'abord avec une eau à une température agréable, et essayez de l'eau de plus en plus froide, petit à petit. Vous atteindrez rapidement une température qui vous conviendra au mieux, et restez-y. Mais ne vous malmenez pas. Cette toilette fraîche et matinale doit être un plaisir, et non une punition ou une pénitence. Quand vous aurez attrapé le « truc », vous ne voudrez plus jamais arrêter. Vous vous sentirez bien toute la journée. Vous aurez un peu froid en passant le gant humide sur votre corps, mais cette sensation sera suivie rapidement par une réaction des plus agréables et une impression de chaleur. Si vous prenez un bain froid, au lieu de vous frotter, ne restez pas plus d'une minute dans l'eau et utilisez vos mains pour vous frictionner vigoureusement tout le temps que vous êtes immergés.

Si vous effectuez ces toilettes matinales, vous n'aurez pas souvent besoin de bains chauds, bien qu'un bain de temps en temps vous fera du bien et vous sera agréable. Frottez-vous bien et mettez vos vêtements sur votre peau sèche (si vous avez pris un bain chaud).

Les personnes qui marchent ou se tiennent souvent debout, trouveront très relaxant de prendre un bain de pieds en soirée juste avant de se coucher, ce qui favorisera une bonne nuit de sommeil.

Retenez ce que vous êtes entrain de lire dans ce chapitre, essayez les méthodes qu'il préconise, et voyez comme vous vous sentirez mieux. Après un certain temps, vous ne voudrez plus vous en passer.

La toilette matinale

La méthode suivante vous donnera quelques idées concernant la manière d'obtenir les meilleurs bénéfices de votre toilette matinale. Elle est très tonifiante et fortifiante, et vous en ressentirez les bienfaits toute la journée.

On démarre par un petit exercice qui fait circuler le sang et qui distribue le Prana dans tout le corps après une nuit de sommeil, et met le corps dans la meilleure condition pour prendre un bain ou faire sa toilette froide.

EXERCICE PRÉLIMINAIRE

1. Tenez-vous droit en position militaire, la tête droite, les yeux regardant devant vous, les épaules en arrière, les bras le long du corps.

2. Mettez-vous doucement sur la pointe des pieds, respirez profondément, sans interruption et lentement.

3. Retenez votre respiration quelques secondes, en restant dans cette position.

4. Revenez doucement en première position, tout en expirant lentement par les narines.

5. Effectuez la Respiration Purificatrice.

6. Répétez plusieurs fois, modifiez l'exercice en utilisant seulement votre jambe droite, puis seulement votre jambe gauche.

Puis, prenez votre bain ou faites votre toilette, comme nous l'avons décrit dans les pages précédentes. Si vous préférez la seconde option, remplissez une bassine d'eau froide (mais pas trop, à une température stimulante et agréable qui vous réveillera). Prenez un gant rugueux, ou une serviette, et trempez-le ou la dans l'eau, essorez-en environ la moitié de l'eau. Commencez par la poitrine et les épaules, ensuite le dos, le ventre, puis les cuisses et le bas des jambes et les pieds, frottez vigoureusement tout le corps. Essorez l'eau de la serviette plusieurs fois après l'avoir passée sur le corps, de sorte qu'une eau fraîche soit passée sur tout le corps. Prenez une ou plusieurs pauses au cours de votre toilette, et respirez plusieurs fois profondément. Ne vous précipitez pas, et lavez-vous calmement. Lors des premières fois, l'eau froide pourra vous rebuter un peu, mais vous vous habituerez très vite et vous y prendrez goût. Ne faites pas l'erreur d'utiliser de l'eau trop froide à vos débuts, mais utilisez de l'eau de plus en plus froide. Si vous préférez plutôt prendre un bain, remplissez votre baignoire d'eau à la bonne température et agenouillez-vous dedans pendant que vous vous frottez de partout, puis immergez-vous entièrement un moment et ressortez d'un coup.

Après votre toilette, ou après vous être immergés, frictionnez-vous vigoureusement sur tout le corps avec les mains plusieurs fois. Les mains humaines possèdent des choses qui ne se retrouvent pas dans les serviettes et les gants. Essayez et vous verrez. Tout en étant encore un peu humide, enfilez immédiatement vos sous-vêtements, et vous serez surpris de ressentir comme une lueur sur tout votre corps. Au lieu que l'eau ne vous donne froid, vous ressentirez une étrange sensation de chaleur sur toutes les parties du corps encore humides que vous avez vêtues. Dans les deux cas, après en avoir terminé et avoir enfilé vos sous-vêtements, effectuez l'exercice suivant.

EXERCICE DE CONCLUSION

1. Tenez-vous droit, étendez vos bras devant vous, au niveau des épaules, les poings fermés et se touchant. Balancez vos poings en arrière jusqu'à ce que vos bras soient alignés avec vos épaules sur les côtés (ou légèrement en arrière si vous pouvez le faire sans forcer), vous étirerez la partie supérieure de la poitrine. Répétez plusieurs fois et faites une pause.

2. Revenez en dernière position 1, les bras étendus sur les côtés, alignés avec les épaules, dessinez un cercle avec vos poings, d'avant en arrière, puis dans l'autre sens, et faites les tournez l'un après l'autre comme les ailes d'un moulin. Répétez plusieurs fois.

3. Tenez-vous droit, levez vos bras au-dessus de votre tête, les paumes ouvertes et les pouces au contact. Puis, sans plier les genoux, essayez de toucher le sol avec le bout de vos doigts (si vous en êtes incapables, allez aussi loin que vous pouvez), revenez en première position.

4. Mettez-vous sur la pointe des pieds, ou l'articulation de vos orteils, plusieurs fois, dans un mouvement élastique.

5. Debout, écartez vos jambes d'environ soixante centimètres, et accroupissez-vous doucement, restez un instant, puis revenez dans la position de départ. Répétez plusieurs fois.

6. Répétez l'enchaînement 1 plusieurs fois.

7. Terminez par la Respiration Purificatrice.

Cet exercice n'est pas aussi compliqué qu'il n'y paraît à la première lecture. Il s'agit en fait d'une combinaison de cinq exercices qui sont tous très simples et faciles à réaliser. Etudiez et effectuez chaque section de l'exercice avant de prendre votre bain, et maîtrisez parfaitement chaque partie. Puis, tout ira comme sur des roulettes et cela ne vous prendra que quelques minutes pour l'effectuer. Cet exercice est très tonifiant et utilise l'ensemble du corps, vous vous sentirez renaître si vous le réalisez juste après votre bain ou votre toilette.

La toilette matinale de la partie supérieure du corps vous prodiguera force et vitalité pour le reste de la journée, alors que la toilette de la partie inférieure (dont les pieds) en soirée, vous apaisera pour la nuit et vous vous sentirez rafraîchis.

Chapitre 27
L'énergie solaire

Bien entendu, nos étudiants connaissent plus ou moins les principes scientifiques fondamentaux d'astronomie. C'est-à-dire, ils savent que même dans les portions infiniment petites de l'Univers dont nous avons la connaissance grâce à notre sens de l'observation, et ce même quand nous sommes aidés par les télescopes les plus performants, il existe des millions d'étoiles fixes, qui sont toutes des soleils, de taille égale ou parfois bien plus gros que le soleil régnant dans notre système planétaire. Chaque soleil est un centre d'énergie pour son système de planètes. Notre soleil est le plus grand émetteur d'énergie de notre système planétaire, qui se constitue de plusieurs planètes connues de la science, ainsi que d'autres toujours inconnues des astronomes, et dont notre planète, la Terre, fait partie d'une grande famille.

Notre soleil, et ce comme tous les autres, libère continuellement de l'énergie dans l'espace qui dynamise ses planètes environnantes et rend la vie possible sur leur sol. Sans les rayons du soleil, la vie serait impossible sur terre, et cela vaut même pour les formes de vie les plus primitives dont nous avons connaissance. Nous sommes tous dépendants du soleil pour notre vitalité, notre force vitale. Cette force vitale, ou énergie, est bien sûr ce que les yogis appellent Prana. Le Prana est effectivement partout, mais certains centres sont constamment en activité pour absorber et renvoyer cette énergie, pour entretenir un courant incessant pour ainsi dire. L'électricité est tout, mais les dynamos et des centres similaires sont indispensables pour la rassembler et la renvoyer sous une forme plus concentrée. Un courant constant de Prana est maintenu entre le soleil et ses différentes planètes.

On tient généralement pour acquis (et la science moderne ne le contredit pas) que le soleil est une boule de feu brûlante, une sorte de fournaise, et que la lumière et la chaleur que nous recevons sont des émanations de cette fournaise géante. Mais les philosophes yogis ont toujours eu un avis différent. Ils enseignent que bien que la composition du soleil, ou plutôt les conditions dominantes, soient si différentes de nos conditions que l'esprit humain aurait beaucoup de mal à s'en faire une conception intelligente, il n'est cependant pas littéralement une boule de matières en combustion, comme le serait une boule de feu ou un charbon ardent, et il ne s'agit pas non plus d'une boule de fer en fusion. Les enseignants yogis n'acceptent aucune de ces conceptions. Au contraire, ils estiment que le soleil est constitué en grande partie de certaines substances très similaires à celle appelée « radium ». Ils ne disent pas que le soleil est composé de radium, mais ils soutiennent depuis plusieurs siècles qu'il est constitué de différentes substances, ou formes de matières, aux propriétés semblables à celles observées dans cette substance, qui n'a attiré que récemment une grande attention en Occident, et que les savants qui l'ont découverte ont nommé radium.

Nous n'essayons pas de décrire ou d'expliquer ce qu'est le radium, mais nous ne faisons que montrer qu'il semble posséder certaines qualités et propriétés qui, d'après les enseignements yogis, sont également présentes à différents degrés dans plusieurs substances constituant la « matière solaire ». Il est fort probable que nous découvrirons d'autres substances solaires sur cette planète, des substances ressemblant au radium mais avec des nuances.

Cette substance solaire n'est pas en état de fusion, ou de combustion comme nous le disons souvent. Mais elle est constamment entrain d'absorber un courant de Prana émanant des planètes, qu'elle transforme par un processus incroyable de la Nature puis renvoie à celles-ci. Comme nos étudiants le savent, l'air est la source principale d'où nous extrayons le Prana, mais l'air lui-même le reçoit du soleil. Nous vous avons dit comment la nourriture que nous ingérons est remplie de Prana, que nous extrayons et utilisons, mais les plantes ont reçu ce Prana du soleil. Le soleil est la gigantesque réserve de Prana de ce système solaire, et est une puissante dynamo envoyant en continu ses vibrations jusqu'aux confins de son système, ravivant tout sur son passage et rendant la vie possible, nous voulons bien sûr dire la vie physique.

Il n'est pas opportun d'essayer de décrire dans ce livre les phénomènes incroyables quant aux fonctions du soleil, qui sont connus des enseignants yogis, et nous n'abordons ce sujet que dans l'unique but que nos étudiants connaissent le soleil pour ce qu'il est, et prennent conscience de ce qu'il représente pour toutes les créatures vivantes. L'objectif de ce chapitre est de souligner le fait que les rayons solaires sont remplis de vibrations d'énergie et de vie que nous utilisons à chaque instant de nos vies, mais sûrement pas dans les proportions qui nous seraient possibles. Les peuples modernes et civilisés semblent craindre le soleil, ils assombrissent leur maison, se couvrent de vêtements épais pour se protéger de ses rayons, en fait, ils le fuient. Souvenez-vous ici et maintenant que lorsque nous parlons des rayons solaires, nous ne parlons pas de chaleur. La chaleur est produite par l'action des rayons du soleil qui entrent en contact avec l'atmosphère terrestre, à l'extérieur de cette atmosphère (dans les régions interplanétaires) le froid absolu règne car les rayons solaires ne rencontrent aucune résistance. Donc, lorsque nous vous disons de profiter des rayons du soleil, nous ne vous demandons pas de vous allonger en pleine chaleur estivale du soleil à son zénith.

Vous devez arrêter de fuir le soleil. Vous devez accepter le soleil dans vos maisons. N'ayez pas si peur de vos tapis ou de votre moquette. Ne gardez pas vos plus grandes pièces fermées. Vous ne voulez pas qu'elles deviennent des caves où aucune lumière ne brille jamais. Ouvrez vos fenêtres tôt le matin, et laissez les rayons du soleil, que ce soit directement ou indirectement, entrer dans votre chambre et vous verrez qu'une atmosphère saine, énergique, et vigoureuse remplira petit à petit votre maison, remplaçant l'ancienne ambiance maladive, viciée et sans vie.

Allez vous mettre au soleil de temps en temps, ne fuyez pas les rues ensoleillées, sauf lorsqu'il fait effectivement très chaud, ou aux environs de midi. Prenez quelques fois des bains de soleil. Levez-vous quelques minutes plus tôt et allez vous mettre au soleil, que ce soit en restant debout, assis ou en vous allongeant, et laissez-le raviver tout votre corps. Si vous habitez dans un endroit qui vous le permet, retirez vos vêtements et laissez les rayons du soleil toucher votre corps à découvert. Si vous ne l'avez jamais essayé, vous ne reviendrez pas des atouts prodigués par un bain de soleil, et comme vous vous sentirez fort après. Ne rejetez pas ce sujet sans y accorder la moindre réflexion. Faites quelques expériences avec les rayons solaires, et tirez les bienfaits des vibrations directes sur votre corps. Si vous avez la moindre faiblesse corporelle, vous verrez que vous serez soulagés en laissant les rayons du soleil toucher les parties atteintes, ou la surface du corps qui la recouvre.

Les rayons solaires matinaux sont les plus bénéfiques, et ceux qui se lèvent tôt et en profitent doivent en être félicités. Environ cinq heures après le levé du soleil, les effets vitaux des rayons diminuent et ce de plus en plus jusqu'à ce que la nuit s'installe. Vous remarquerez que les parterres de fleurs qui reçoivent la lumière du soleil matinale sont plus florissants que ceux qui ne reçoivent que les rayons de l'après-midi. Ceux qui apprécient les fleurs le savent tous, et sont conscients que la lumière du soleil est aussi indispensable pour la bonne santé d'une plante que le sont l'eau, l'air et un sol fertile. Etudiez un peu les plantes, revenez à la nature et apprenez vos leçons d'elle. Le soleil et l'air sont des toniques merveilleux, pourquoi n'en profitez-vous pas plus pleinement ?

Au cours de précédents chapitres, nous avons parlé du pouvoir de l'esprit à attirer dans le système une quantité supplémentaire de Prana à partir de l'air, de la nourriture, de l'eau, etc. Et cela vaut aussi pour le Prana, ou la force vitale, des rayons solaires, vous pouvez en augmenter les bienfaits en adoptant une attitude mentale appropriée. Mettez-vous au soleil matinal, levez votre tête et mettez vos épaules en arrière, prenez plusieurs respirations d'air entrain de se remplir du Prana des rayons solaires. Laissez le soleil briller sur vous. Puis, formez l'image mentale suggérez par les mots suivants, en vous répétant ce mantra (ou un autre semblable) : « Je suis baignée par la lumière magnifique de la Nature, j'en tire ma vie, ma santé, ma force et ma vitalité. Elle me rend fort et plein d'énergie. Je sens le flot de Prana, je le sens parcourir tout mon système, de mes pieds jusqu'à ma tête, vivifiant mon corps entier. J'aime la lumière du soleil, et j'en reçois tous les bienfaits. »

Exercez-vous dès que vous en avez l'occasion et vous prendrez conscience peu à peu du bienfait que vous avez manqué toutes ces années où vous fuyiez le soleil. Ne vous surexposez pas au soleil estival, lors des fortes chaleurs, surtout vers midi. Cependant, en hiver et en été, les rayons matinaux ne vous feront aucun mal. Apprenez à aimer la lumière du soleil et tout ce qu'elle représente.

Chapitre 28
L'air frais

Ce chapitre aborde un sujet très commun, alors ne l'ignorez pas. Si l'envie vous prend de sauter ces pages, alors c'est que vous êtes justement celui qui avez le plus besoin de les lire et à qui elles sont destinées. Ceux qui ont étudié la question et ont découvert quelque chose sur les bienfaits et la nécessité du grand air n'ignoreront pas ce chapitre, même s'ils savent peut-être déjà ce qu'il contient, ces personnes reliront volontiers les bonnes nouvelles qu'il contient. Et si vous n'aimez pas le sujet et voulez passer à autre chose, alors c'est que vous en avez réellement besoin. Dans les autres chapitres de ce livre, nous avons expliqué l'importance de la respiration, à la fois dans ses aspects ésotérique et exotérique. Ce chapitre n'a pas l'intention de reprendre le sujet de la respiration, mais plutôt de prêcher simplement sur la nécessité de l'air frais et de son abondance, un sermon absolument nécessaire pour les Occidentaux qui vivent dans des chambres fermées et des maisons hermétiques, tellement en vogue dans leurs pays. Nous vous avons parlé de l'importance d'avoir une bonne respiration, mais la leçon ne vous apportera rien si vous ne respirez pas de l'air frais.

S'enfermer dans des chambres hermétiques sans une ventilation appropriée est l'idée la plus stupide qu'il soit, et continuer à agir de cette manière en connaissant les fonctions et l'activité des poumons dépasse l'entendement humain. Analysons rapidement ce sujet avec bon sens et simplicité.

Vous vous souvenez que les poumons rejettent constamment les déchets du système, la respiration servant de récupérateur du corps, transportant les déchets ainsi que les matériaux abîmés et rejetés de toutes les parties du système. Les matériaux éliminés par les poumons sont presque aussi mauvais que ceux évacués par la peau, les reins et même les intestins. En fait, si le système n'est pas suffisamment alimenté en eau, la nature donne aux poumons une partie du travail des reins pour se débarrasser des déchets toxiques du corps. Et si les intestins n'éliminent pas la quantité normale de déchet, la majorité du contenu du côlon traverse le système à la recherche d'une sortie et se retrouve dans les poumons qui l'expulse lors de l'expiration. Pensez-y un instant, si vous vous enfermez dans une chambre hermétique, vous déversez dans l'atmosphère de cette salle plus de trente litres de gaz carbonique par heure ainsi que d'autres gaz toxiques. Au bout de huit heures, vous en aurez rejeté deux cents quarante litres. Si deux personnes dorment dans la même chambre, alors il faut multiplier cette quantité par deux. Au fur et à mesure que l'air se pollue, vous continuez d'inspirez cette toxine dans votre système, la qualité de l'air se dégradant à chaque nouvelle expiration. Il n'est pas étonnant de sentir la puanteur envahissante en rentrant dans la chambre au petit matin si vous avez fermé les fenêtres. Il n'est pas étonnant que vous vous sentiez énervés, stupides, querelleurs et de manière générale « grognons » après avoir passé une nuit dans un tel lazaret.

Avez-vous déjà réfléchi à pourquoi nous dormons ? C'est pour permettre à la nature de compenser les pertes qui sont survenues au fil de la journée. Vous ne dépensez plus son énergie pour travailler et la laisser réparer et reconstruire votre système de sorte que tout aille bien le lendemain. Et pour qu'elle puisse faire son travail correctement, elle a besoin d'avoir au minimum des conditions normales. Elle s'attend à recevoir de l'air contenant la bonne proportion en oxygène, un air qui a été exposé à la lumière du soleil du jour précédent et qui a ainsi été parfaitement chargé en Prana. Mais à la place, vous ne lui donnez rien d'autre qu'une quantité limité d'air, à moitié pollué par les déchets de votre corps. Ce n'est pas étonnant qu'elle ne vous fasse parfois qu'un travail sporadique.

Toute chambre qui est remplie d'une odeur fétide typique des chambres mal aérée, ne sera pas un bon endroit pour dormir tant qu'elle n'aura pas été ventilée et approvisionnée en air frais. L'air d'une chambre doit être aussi pur que possible que l'air extérieur. N'ayez pas peur d'attraper froid. Souvenez-vous que la méthode moderne la plus reconnue pour traiter la tuberculose pulmonaire demande au patient de rester à l'air frais, la nuit, peu importe qu'il fasse froid. Rajoutez des couvertures et vous ne vous soucierez plus du froid une fois que vous y serez habitués. Retournez à la nature ! N'oubliez pas que l'air frais ne signifie pas dormir en plein courant d'air.

Et ce qui est vrai pour les chambres à coucher vaut aussi pour les salons, les bureaux, etc. Bien entendu, en hiver on peut restreindre un peu l'air extérieur d'entrer dans la maison puisqu'il ferait ensuite bien trop froid, mais un compromis est possible même dans les climats les plus froids. Ouvrez les fenêtres de temps en temps et laissez l'air circuler. En soirée, n'oubliez pas que les lampes et les bougies consomment une bonne partie de l'oxygène, alors aérez un peu par moments. Lisez quelques notions sur la ventilation et votre santé n'en sera que meilleure. Mais même si vous ne voulez pas étudier le sujet en profondeur, réfléchissez un peu à ce que nous venons de dire et laissez votre bon sens s'occuper du reste.

Sortez un peu tous les jours et sentez l'air frais souffler sur vous. Il est rempli de propriétés vitale et curative. Vous le savez tous, et vous l'avez toujours su. Malgré tout, vous restez confinés à l'intérieur de vos maisons d'une manière qui diffère complètement des intentions de la Nature. Il n'y a rien d'étonnant à ce que vous vous sentiez mal. On n'enfreint pas les lois de la Nature sans en subir les conséquences. N'ayez pas peur de l'air. La Nature a voulu que vous l'utilisiez, il est adapté à votre nature et à vos besoins. Alors ne le fuyez pas, apprenez à l'aimer. Pensez pendant que vous vous promenez et profitez du plein air : « Je suis un enfant de la Nature, elle m'apporte cet air pur pour que je l'utilise, afin que je sois robuste et en bonne santé, et que je le reste. Je respire la santé, la force et l'énergie. Je savoure la sensation de l'air qui souffle sur moi et je ressens ses bienfaits. Je suis l'enfant de la Nature et je profite de ses cadeaux. » Apprenez à apprécier l'air et vous serez bienheureux.

Chapitre 29
Le doux régénérateur naturel : le sommeil

Parmi toutes les fonctions naturelles que les gens se doivent de comprendre, le sommeil semble en être une qui soit si simple qu'aucune instruction ou conseil ne devrait lui être nécessaire. L'enfant n'a pas besoin d'une argumentation sophistiquée sur l'importance et la nécessité du sommeil, il dort, tout simplement. Et l'adulte ferait de même s'il vivait plus en adéquation avec les intentions de la nature. Mais il s'est entouré d'environnements si artificiels qu'il lui est devenu presque impossible de vivre naturellement. Cependant, il peut entreprendre de grandes choses pour revenir à la nature, sans prendre en compte ses environnements nuisibles.

De toutes les pratiques stupides que l'homme a adoptées en s'éloignant de la nature, ce sont ses habitudes de sommeil et de levé qui sont les plus à déplorer. Il gaspille les heures que la nature lui a données pour profiter au mieux de son sommeil en plaisirs et divertissements sociaux, et il dort aux heures où la nature lui prodigue les meilleures opportunités d'absorber vitalité et force. Le meilleur sommeil est celui qui débute entre le coucher du soleil et minuit, et se termine aux premières heures qui suivent le levé du soleil où l'on peut faire son travail en extérieur et bénéficier de la vitalité. Nous manquons ainsi ces deux périodes et nous nous étonnons alors pourquoi nous nous affaiblissons au milieu de notre vie et même avant.

La nature effectue une grande partie de ses réparations pendant le sommeil, c'est pourquoi il est très important de lui donner l'occasion de les faire. Nous n'allons pas essayer d'établir des règles de sommeil, puisque chacun a des besoins différents, ce chapitre ne sera qu'une simple suggestion. Toutefois, la demande naturelle en heures de sommeil est en général d'environ huit heures.

Dormez toujours dans une chambre bien aérée, pour les raisons que nous avons données lors du chapitre sur l'air frais. Recouvrez-vous de suffisamment de draps ou de couvertures pour être confortable, mais ne vous enfouissez pas sous une tonne de couvertures comme il est habituel dans beaucoup de familles : c'est surtout une question d'habitude, vous serez surpris de constater le peu de draps dont vous avez réellement besoin comparé à ce que vous aviez l'habitude d'utiliser. Ne dormez jamais dans des vêtements que vous avez portés en journée, ce n'est ni sain ni hygiénique. N'empilez pas trop de coussins sous votre tête, un seul petit coussin est amplement suffisant. Détendez tous les muscles de votre corps et relâchez la tension de tous les nerfs, apprenez à « paresser » dans votre lit, à avoir cette sorte « d'apathie » quand vous êtes sous votre couette. Entraînez-vous à ne pas penser à ce qu'il s'est passé durant la journée quand vous êtes couchés, faites-en une règle absolue et vous apprendrez vite à dormir comme l'enfant en bonne santé. Observez l'enfant endormi, et ce qu'il fait une fois qu'il est couché, et essayez de suivre son exemple autant que possible. Devenez un enfant quand vous allez vous coucher et essayez de retrouver les sensations de votre enfance, et vous dormirez comme un bébé, ce seul conseil mérite d'être magnifiquement encadré car s'il était appliqué nous aurions un peuple constitué d'individus grandement améliorés.

Celui qui possède une idée de la réelle nature de l'homme et de sa place dans l'univers, aura plus tendance à retourner à ce sommeil d'enfant que l'homme ou la femme ordinaire. Il se sent parfaitement à sa place dans l'univers, il possède cette calme assurance et fait confiance aux pouvoirs gouverneurs pour que, tout comme l'enfant détend son corps et relâche les tensions de son esprit, il s'enfonce progressivement dans un sommeil paisible.

Ici, nous ne donnerons pas d'instructions spécifiques pour que les personnes souffrant d'insomnies retrouvent le sommeil. Nous estimons que si elles suivent les méthodes pour adopter une vie rationnelle et naturelle qui sont données dans ce livre, elles dormiront naturellement, sans l'aide d'aucun conseil particulier. Mais il peut être utile de vous donner un ou deux conseils à ce propos, pour ceux qui seraient « sur la voie ». Trempez vos jambes et vos pieds dans de l'eau fraiche avant de vous coucher, pour induire un état de somnolence. Concentrer l'esprit sur les pieds a aidé beaucoup de personnes, car cela accroît la circulation dans les extrémités inférieures du corps et soulage le cerveau. Mais avant toute chose, n'essayez pas de dormir, c'est la pire chose à faire quand on a réellement envie de dormir, puisque cela produit l'effet inverse. La meilleure méthode, si vous y pensez, est d'adopter l'attitude mentale où vous ne vous souciez pas de ne pas vous endormir immédiatement, où vous êtes parfaitement détendus, et que vous «paressez» comme des rois, satisfaits de la situation. Imaginez que vous êtes un enfant épuisé, entrain de se reposer et somnolent, pas tout à fait endormi ni tout à fait éveillé, essayez de réaliser cette image. Ne pensez pas à la nuit à venir, si vous dormirez ou non à ce moment-là, vivez l'instant présent et profitez de votre «paresse».

Les exercices donnés lors du chapitre sur la Relaxation vous apprendrons à vous détendre à volonté, et ceux qui souffrent d'insomnie remarqueront qu'ils auront peut-être besoin de prendre de toutes nouvelles habitudes.

Nous savons cependant que nous ne pouvons pas demander à tous nos étudiants de dormir comme l'enfant, et de se réveiller tôt comme le fermier. Nous souhaitons que cela fusse possible, mais nous sommes conscients que la vie moderne, et surtout la vie dans les grandes villes, est très exigeante. Tout ce que nous pouvons alors demander à nos étudiants est de vivre aussi proche de la nature que possible sur ce sujet. Evitez autant que vous pouvez les plaisirs nocturnes et les heures tardives, et essayez de vous coucher et de vous lever tôt quand vous en avez l'occasion. Nous savons bien sûr que cela gênera votre pratique de ce que vous avez appris à appeler «plaisirs», mais nous vous demandons de faire une pause de temps à autres dans ces soi-disant «plaisirs». Tôt ou tard, le peuple retournera vers une façon de vivre plus simple, et les débauches nocturnes porteront la même étiquette que la consommation de stupéfiants, l'alcoolisme etc. Mais en attendant, tout ce que nous pouvons dire est: «faites de votre mieux pour vous même.»

Si vous pouvez avoir un peu de temps libre dans l'après-midi, ou à un autre moment, vous verrez qu'une demi-heure de relaxation, ou même une petite « sieste », fera des merveilles pour vous revigorer et vous permettre de mieux travailler à votre réveil. Beaucoup d'hommes d'affaires et des professionnels les plus brillants connaissent ce secret, et il arrive souvent que lorsqu'on les dit « très occupés pour une demi-heure », ils soient en fait allongés sur leur canapé, entrain de se détendre, respirant profondément, et laissant à la nature le temps de récupérer. En se reposant un peu au cours de son travail, on devient deux fois plus efficace que si nous n'avions pas pris de pause ou de sieste. Réfléchissez un peu à cela, vous, les Occidentaux, et vous serez peut-être plus « vigoureux » en introduisant une relaxation et une pause occasionnelle au cours de votre labeur. Un peu de « laisser-aller » permet de reprendre prise et de tenir encore plus longtemps.

Chapitre 30
La régénération

Au cours de ce chapitre, nous ne pourrons qu'attirer rapidement votre attention sur un sujet vital pour l'espèce humaine qui, souvent, n'est malheureusement pas prête à le prendre au sérieux. En raison des opinions publics actuels sur ce sujet, il est impossible d'écrire aussi librement qu'on le voudrait, ou autant qu'il serait vraiment nécessaire, puisque tous les écrits sur ce sujet pourraient être jugés comme « impurs » bien que la seule intention de l'auteur fut sans doute de contrer les pratiques impures et inappropriées auxquelles s'adonne le public. Cependant, certains auteurs courageux ont réussi à bien initier le public sur le sujet de la régénération, de sorte que la majorité de nos lecteurs comprennent parfaitement où nous voulons en venir.

Nous n'aborderons pas le sujet essentiel de l'utilisation de la régénération en application aux rapports des deux sexes, puisqu'il faudrait y consacrer un ouvrage entier de par son importance. De plus, ce livre est loin d'être le support approprié pour en discuter plus en détails. Toutefois, nous dirons quelques mots à ce sujet. Les yogis considèrent les luxures auxquelles se livrent la plupart des hommes, qui entraînent avec eux leurs compagnes, comme parfaitement contre nature. Ils jugent le principe sexuel comme étant trop sacré pour être abusé de la sorte, et ils pensent que l'homme devient parfois pire qu'une bête au cours de ses rapports sexuels. Hormis une ou deux exceptions, les animaux inférieurs ont des rapports sexuels dans le seul but de perpétuer la survie de leur espèce, et les rapports en excès comme ceux auxquels l'homme s'adonne, qui vident et gaspillent l'énergie, sont inconnus des animaux inférieurs.

En évoluant sur l'échelle de la vie, l'homme a, cependant, découvert de nouvelles fonctions au sexe : il existe un échange de certains principes plus grands entre les deux sexes, mais qui ne se produit pas chez les brutes ou sous les formes plus matérielles de la vie humaine. Cet échange est réservé à l'homme et la femme de mentalité et de spiritualité supérieures. Les véritables rapports entre mari et femme ont tendance à élever, renforcer et magnifier les intervenants, alors qu'un rapport basé uniquement sur la sensualité tendra plutôt à les dégrader, les affaiblir et les souiller. C'est la raison pour laquelle il y a tant de discordances et de désaccords conjugaux lorsqu'un des partenaires s'élève à un niveau de pensée supérieur et constate que son ou sa partenaire est incapable de le suivre. En conséquence, leurs rapports mutuels se retrouvent à des niveaux différents et ils ne parviennent pas à retrouver ce qu'ils cherchent chez l'autre. Voilà tout ce que nous voulions dire sur cette partie spécifique du sujet. Il existe un certain nombre de bons livres sur ce sujet que nos étudiants pourront découvrir en demandant aux centres des diverses villes et agglomérations des livres de littérature de réflexion avancée. Dans le reste de ce court chapitre, nous nous contenterons de discuter du sujet à travers l'importance de maintenir une force et une santé sexuelle.

Les yogis, bien que vivant une vie où les véritables rapports entre les deux sexes ne constituent pas une part essentielle, reconnaissent et sont sensibles à l'importance d'avoir des appareils génitaux en bonne santé, ainsi qu'à leur effet sur la santé générale de l'individu. Lorsque ces organes sont affaiblis, le système physique dans son ensemble en subit les répercussions et souffre avec eux. La Respiration Complète (décrite dans un des chapitres de ce livre) instaure un rythme que la nature utilise pour maintenir dans un état normal cette partie importante du système, et on pourra constater que grâce à cette première, les fonctions reproductrices sont renforcées et dynamisées, et qu'ainsi, un ton est donné à l'ensemble du système par répercussion sympathique. Nous ne voulons pas dire qu'elle éveillera les passions animales, loin de là. Les yogis sont des partisans de l'abstinence, de la chasteté, et de la pureté dans les rapports maritaux, ainsi que hors mariage. Ils ont appris à contrôler leur passions animales et à les soumettre au contrôle des principes supérieurs de l'esprit et de la volonté. Cependant, le contrôle des pulsions sexuelles ne signifie pas impuissance, et les enseignements du Yoga reposent sur le fait que l'homme ou la femme dont les organes reproducteurs sont normaux et en bonne santé aura une volonté plus forte pour se contrôler. Le yogi croît que la plupart des perversions de cette merveilleuse partie du système provient d'un défaut de santé et résulte plus d'un état morbide que d'un état normal de l'appareil reproducteur.

Les yogis savent également que l'énergie sexuelle peut être conservée et utilisée pour le développement du corps et de l'esprit de l'individu, au lieu d'être dépensée par des luxures contre nature comme la majorité des personnes ignorantes en ont l'habitude.

Dans les pages à suivre, nous vous présenterons un des exercices yogi favoris pour obtenir ce résultat. Que l'étudiant souhaite ou non suivre les théories du Yoga pour une vie saine, il constatera que la Respiration Complète rétablira la santé à cette partie du système plus que toute autre méthode jamais essayée. Gardez à l'esprit à présent que nous parlons d'une santé normale et non d'un développement injustifié. Le sensualiste pensera que « normal » signifie un désir diminué plutôt que renforcé. L'homme ou la femme affaiblis considéreront que « normal » est synonyme de fortification et de disparition de la faiblesse qui les avait accablé jusqu'à présent. Nous ne voulons aucun malentendu sur ce sujet. L'idéal du yogi est un corps fort dans toutes ses parties, contrôlé par une volonté impérieuse et développée, et animé par des idéaux supérieurs.

Les yogis ont des connaissances approfondies de l'usage et des abus des principes reproducteurs chez les deux sexes. Quelques indices de cet enseignement ésotérique ont transpiré et ont été utilisés par des auteurs occidentaux sur ce sujet et beaucoup de bien en est sorti. Dans ce livre, nous ne pourrons discuter de ces théories, mais nous attirons votre attention sur une méthode grâce à laquelle l'étudiant sera capable de transformer son énergie reproductrice en vitalité pour l'ensemble du système, au lieu de la gaspiller et de la dépenser en s'adonnant à la luxure. L'énergie reproductrice est une énergie créatrice qui peut être employée par le système et transformée en force et en vitalité, contribuant ainsi à des fins régénératrices plutôt que génératrices. Si le jeune occidental comprenait les principes sous-tendus, ils s'épargneraient bien des misères et des chagrins, ils seraient plus forts mentalement, moralement et physiquement.

Ceux qui réalisent cette transformation de l'énergie reproductrice bénéficient d'une grande vitalité. Ils sont remplis d'une grande force vitale qu'ils émaneront, et deviendront des personnalités « magnétiques ». En se changeant en nouveaux canaux, on peut tirer un grand avantage de cette énergie ainsi transformée. La Nature a concentré une de ses plus puissantes manifestations du Prana en énergie reproductrice puisque son but est celui de la création. La plus grande quantité de force vitale est concentrée dans le plus petit espace. Les organes reproducteurs constituent le plus puissant des accumulateurs de la vie animale, et on peut puiser cette force et l'utiliser, mais aussi la dépenser pour les fonctions normales de la reproduction ou la gaspiller dans des luxures débridées.

L'exercice yogi pour transformer l'énergie reproductrice est simple. Il est accompagné par une respiration rythmée et se réalise facilement. On peut l'effectuer à n'importe quel moment, mais il est fortement recommandé de le faire lorsque l'instinct se fait le plus sentir, à cet instant, l'énergie reproductrice se manifeste et peut être facilement transformée à des fins régénératrices. Nous le décrirons dans le prochain paragraphe.

Les hommes ou les femmes réalisant un travail intellectuel et créatif, ou un travail physique et créateur, pourront utiliser l'énergie créatrice dans leur activité en suivant cet exercice, en puisant l'énergie à chaque inspiration et en l'envoyant lors de l'expiration. L'étudiant comprendra, bien sûr, que nous ne puisons et n'utilisons pas le liquide reproducteur à proprement parler, mais une énergie pranique éthérique qui anime le précédent, l'esprit des organes reproducteurs en quelque sorte.

Exercice régénérateur

Gardez votre esprit fixé sur l'idée de l'Energie, et écartez toutes pensées et fantasmes sexuels. Si ces pensées s'insinuent dans votre esprit, ne vous découragez pas, voyez-les plutôt comme des manifestations d'une force que vous voulez utiliser dans le but de renforcer votre corps et votre esprit. Allongez-vous, immobile, ou asseyez-vous bien droit, et fixez votre esprit sur l'idée de tirer l'énergie reproductrice vers le Plexus Solaire, où elle sera transformée et emmagasinée en tant que force de réserve d'énergie vitale. Ensuite, respirez en rythme, formez l'image mentale où chaque inspiration puise l'énergie reproductrice. À chaque inspiration, commandez avec la Volonté que l'énergie soit tirée des organes reproducteurs vers le Plexus Solaire. Si le rythme est bien suivi et votre image mentale claire, vous serez conscient de la montée de l'énergie et en ressentirez les effets stimulants. Si vous souhaitez accroître votre force mentale, vous pouvez tirer l'énergie jusqu'au cerveau, au lieu du Plexus Solaire, par un ordre mental et en visualisant le transfert jusqu'à celui-ci. Dans la dernière forme de cet exercice, seule la quantité d'énergie nécessaire au travail mental en cours d'exécution sera envoyée au cerveau, la différence, quant à elle, ira se stocker dans le Plexus Solaire. Il est normal de laisser la tête pencher naturellement en avant au cours des exercices de transformation.

Le sujet de la Régénération ouvre les portes sur un vaste domaine d'études, de recherches et d'analyses, et un jour, nous trouverons sans doute souhaitable de publier un petit manuel sur le sujet, un tirage privé pour les quelques personnes qui sont prêtes et recherchent le savoir avec les plus pures des motivations, plutôt que par simple désir de trouver quelque chose qui répondra à leurs imaginations et penchants pervers.

Chapitre 31
L'attitude mentale

Ceux qui ont étudié les enseignements yogi sur l'Esprit Instinctif et son contrôle sur le corps physique (ainsi que l'effet de la Volonté sur ce premier) constateront rapidement que l'attitude mentale d'une personne est fortement liée à son état de santé. Des attitudes mentales enjouée, joyeuse et heureuse se reflèteront à travers un fonctionnement normal du corps physique, alors que des états d'esprit morose, inquiet, peureux, haineux, jaloux et colérique auront des répercussions sur le corps et installeront une disharmonie physique qui mènera éventuellement à la maladie.

Nous savons qu'une bonne nouvelle ainsi que des environnements joyeux encouragent un appétit normal, alors que des mauvaises nouvelles et des environnements déprimants, etc., nous feront perdre l'appétit. L'évocation de nos plats préférés nous donnera l'eau à la bouche et les mauvais souvenirs d'expériences ou de visions désagréables nous rendront nauséeux.

Nos attitudes mentales se reflètent sur notre Esprit Instinctif, de ce fait, comme ce principe de l'esprit contrôle directement le corps physique, on comprend très vite pourquoi l'état mental se matérialise dans l'action physique de son fonctionnement.

Des pensées déprimantes impactent la circulation, qui à son tour touche chaque partie du corps en les privant d'une alimentation appropriée. Des pensées discordantes détruisent l'appétit qui empêche le corps de recevoir les nutriments dont il a besoin, et ainsi appauvrit le sang. Au contraire, des pensées optimistes et joyeuses amélioreront la digestion, augmenteront l'appétit et aideront la circulation, elles agiront en fait comme un tonifiant général du système.

Un grand nombre de personnes pensent que cette notion selon laquelle l'esprit influencerait le corps n'est qu'une théorie frivole élaborée par les occultistes et ceux s'intéressant aux différents sujets de la thérapie mentale. Mais il suffit de jeter un œil aux archives des recherches scientifiques pour constater que cette théorie repose sur des faits bien établis.

Des expériences ont été réalisées, plusieurs fois, afin de prouver que le corps est très réceptif à l'attitude mentale ou aux croyances : des personnes ont été rendues malades et d'autres guéries par simple autosuggestion ou grâce aux suggestions d'autres personnes, qui n'étaient en réalité que de forts états d'esprit.

La salive se transforme en poison sous l'effet de la colère, le lait maternel devient toxique pour le nourrisson si la mère exerce une colère ou souffre d'une peur excessive. Les sucs gastriques cessent de s'écouler librement quand une personne est déprimée ou apeurée. Il existe des milliers d'exemples de ce genre.

Doutez-vous qu'une maladie puisse être provoquée par des pensées négatives ? Lisez donc ces témoignages de spécialistes occidentaux :

« Toute colère ou chagrin intense résultera presque inévitablement par une fièvre dans certaines régions d'Afrique. » — Sir Samuel Baker, dans *British and Foreign Medico Chirurgical Review.*

« Le diabète provoqué par un traumatisme psychique brutal est un parfait exemple d'une maladie physique d'origine mentale. » — Sir B. W. Richardson, dans « Discourses. »

« Dans de nombreux cas, j'ai eu des raisons de croire que le cancer résultait d'une angoisse persistante. » — Sir George Pages dans « Lectures. »

« Je suis surpris du nombre de patients atteints de cancer du foie au stade primaire qui expliquent leur mauvaise santé par leur longue période d'angoisse ou de chagrin. Le nombre de cas recensés est bien trop grand pour n'être qu'une simple coïncidence. » — Murchison.

« La grande majorité des cas de cancer, en particulier des cancers du sein et du col de l'utérus, sont sûrement dus à l'anxiété. » — Docteur Snow, dans la revue médicale *The Lancet.*

Docteur Wilks relate des cas de jaunisse provoqués par des problèmes mentaux. Dans le British Medical Journal, Docteur Churton évoque un cas de jaunisse résultant de l'anxiété. Docteur Makenzie présente plusieurs cas d'anémie pernicieuse suite à un traumatisme. Hunter annonce que : « l'excitation émotionnelle est considérée depuis longtemps comme étant une cause intéressante de l'angine de poitrine. » « Un stress mental soutenu provoque des éruptions cutanées. Tous ces cas, ainsi que le cancer, l'épilepsie et les manies causées par des troubles mentaux, sont dus à des prédispositions. Il est étonnant que la question de l'influence psychique sur les maladies physiques ait été si peu étudiée. » — Richardson.

« Les résultats de mes expériences montrent que des états émotionnels colérique, malveillant et déprimé entraînent la génération de composés nocifs, dont certains sont extrêmement toxiques. Et qu'à l'inverse, des émotions agréables et joyeuses favorisent la génération de composés chimiques à valeur nutritive qui encouragent la production d'énergie des cellules. » — Elmer Gates.

Dans sa célèbre étude sur les maladies mentales, etc., rédigée bien avant que l'Occident ne s'intéresse à la « guérison mentale », Docteur Hack Tuke décrit plusieurs cas de maladies déclenchées par la peur, dont la démence, l'imbécilité, la paralysie, la jaunisse, le blanchiment des cheveux et la calvitie prématurée, les caries, les troubles utérins, l'érésipèle, l'eczéma et l'impétigo parmi tant d'autres.

Lorsque les maladies contagieuses sont fréquentes au sein des communautés, il a bien été démontré que la peur est à l'origine d'un grand nombre de ces cas et entraîne également la mort de beaucoup de patients qui n'étaient que légèrement atteints. Cela s'explique sans difficulté par le fait que les maladies contagieuses sont plus à même de contaminer une personne affaiblie, faiblesse qui est, de plus, provoquée par la peur et les émotions de la même famille.

Plusieurs livres de qualité ont été écrits sur ce sujet, il est donc inutile de nous attarder plus longuement sur cette partie. Mais avant de passer à autre chose, nos étudiants doivent bien prendre conscience de la vérité de l'affirmation maintes fois répétée : « La pensée se matérialise par l'action », et que les troubles mentaux se répercutent physiquement.

L'entière Philosophie du Bien-Être tend à instaurer chez ses étudiants une attitude mentale calme, paisible, forte et impavide qui se reflète, bien entendu, sur leur état physique. Pour ces personnes, un mental calme et impavide est tout à fait naturel et ne leur requiert aucun effort. Mais ceux qui n'ont pas encore atteint ce calme mental, peuvent grandement s'améliorer en gardant en tête l'idée d'une bonne attitude mentale, en répétant souvent les mots : « ENJOUÉ, JOYEUX ET HEUREUX, » et en réfléchissant à leurs sens. Efforcez-vous de matérialiser ces mots en action physique, vous en profiterez grandement à la fois mentalement et physiquement, et vous préparerez votre esprit à accepter des vérités de haut niveau spirituel.

Chapitre 32
Guider par l'esprit

Ce livre était uniquement destiné à traiter des soins du corps physique, les autres branches supérieures de la Philosophie du Bien-Être étant traitées dans d'autres ouvrages. Mais comme le principe fondateur des enseignements du Yoga est inextricablement lié aux branches mineures du sujet et qu'il revêt une telle importance dans la vie quotidienne des yogis, qu'il nous est impossible, par égard envers ses enseignements et pour nos étudiants, de conclure sans aborder en quelques mots ce principe fondamental.

Selon la Philosophie du Bien-Être, comme nos étudiants le savent sans doute, l'homme évolue et se développe lentement, depuis les formes et les manifestations les plus inférieures jusque vers les expressions supérieures, et encore plus élevées de l'Esprit. L'Esprit est en tout homme, bien qu'il soit souvent voilé, pris dans l'étau de sa nature primaire, au point qu'il en devienne presque invisible. Il fait également partie des formes de vies inférieures, œuvrant et cherchant inlassablement des formes supérieures d'expressions. Les enveloppes matérielles de cette vie en évolution (des corps minéral, végétal, animal et humain) ne sont que des outils servant au meilleur développement des principes supérieurs. Cependant, bien que l'utilisation du corps matériel soit de courte durée, et que le corps lui-même ne soit qu'une combinaison qu'on enfile et qu'on retire par la suite, le but de l'Esprit est malgré tout de toujours fournir et d'entretenir un outil dans le meilleur état possible. Il met à disposition le meilleur corps possible et incite à une vie saine, mais si, pour des raisons que nous ne mentionnerons pas ici, l'esprit se retrouvait avec un corps imparfait, les principes supérieurs feraient tout de même tout leur possible pour s'adapter et se conformer à ce dernier afin d'en tirer le meilleur.

L'instinct de survie, cette pulsion qui habite tous les êtres vivants, est une manifestation de l'Esprit. Il se charge des formes les plus primitives de l'Esprit Instinctif ainsi que de plusieurs niveaux plus élevés, et ce jusqu'à atteindre les manifestations les plus supérieures de ce principe psychique. Il apparaît également à travers l'Intellect en forçant l'homme à utiliser ses capacités de réflexion pour conserver son intégrité physique et rester en vie. Mais, malheureusement, l'Intellect ne s'occupe pas que de ses affaires puisque, dès qu'il prend conscience de lui-même, il commence à s'immiscer dans les devoirs de l'Esprit Instinctif et à outrepasser l'instinct de ce dernier. Il impose au corps toutes sortes de styles de vie anormaux et semble vouloir s'éloigner autant que possible de la nature. Il est comme un enfant libéré de la contrainte de ses parents et qui ferait tout ce qu'il peut pour aller à l'encontre des conseils et des modèles qu'ils lui auraient inculqués juste pour prouver son indépendance. Mais le garçon se rend compte de sa stupidité et fait marche arrière, tout comme l'Intellect.

L'homme commence à réaliser qu'il y a quelque chose en lui qui s'occupe des besoins de son corps et qui le connaît bien mieux qu'il ne se connaît lui-même. Malgré tout son Intellect, l'homme est incapable de réitérer les exploits de l'Esprit Instinctif qui œuvre dans le corps végétal, animal ou le sien. Il apprend à compter sur ce principe psychique comme sur un ami, et à lui donner carte blanche pour réaliser ses obligations. Actuellement, avec les styles de vie que l'homme a décidés d'adopter au fil de ses évolutions, et à partir desquels il retournera tôt ou tard vers des principes fondamentaux, il lui est impossible de vivre une vie entièrement naturelle et est ainsi condamné à une existence physique plus ou moins anormale. Mais l'instinct de survie et d'adaptation de la nature est puissant, il parvient tout de même à se débrouiller avec cet énorme handicape et à réaliser un bien meilleur travail que prévu étant donné les habitudes de vie et les pratiques insensées et ridicules de l'homme civilisé.

Il ne faut cependant pas oublier qu'au fur et à mesure que l'homme s'élève, et que l'Esprit Instinctif commence à se développer, il gagne un *je-ne-sais-quoi* de semblable à l'instinct, que nous appelons l'Intuition, qui le ramène à la nature. Nous pouvons constater l'influence de cette conscience naissante par la tendance marquée et grandissante de ces dernières années à revenir vers une vie naturelle et simple. Nous commençons à nous rire des formes, des conventions et des modes absurdes qui se sont développés avec nos civilisations et qui, à moins de nous en débarrasser, forcera cette même civilisation à s'affaisser sous son propre poids.

L'homme ou la femme dont l'Esprit Instinctif est en développement ne se plairont plus dans cette vie et ces coutumes artificielles, et ils se découvriront une forte tendance à retourner à des principes de vie, de penser et d'agir plus simples et naturels. Ils s'irriteront face aux contraintes et aux hypocrisies auxquelles l'homme s'est assujetti au fil des siècles. Ils ressentiront l'instinct de retourner à leurs origines : « après tant d'années, nous rentrons chez nous.» Et l'Intellect réagira et, prenant conscience de ses idioties, il s'efforcera de « se libérer» et de retourner à la nature, il réalisera alors encore mieux ses propres tâches car il laissera l'Esprit Instinctif agir librement sans l'entraver.

L'ensemble de la théorie et de la pratique du Hatha yogi repose sur la notion de retour à la nature, la croyance que l'Esprit Instinctif de l'homme sait ce qui le maintiendra en bonne santé. Et que, par conséquent, ceux qui appliquent ses enseignements apprendront tout d'abord à « se libérer» et à vivre aussi naturellement qu'il le leur est possible dans l'artificialité de notre époque. Ce livre se consacre à vous montrer les voies et les méthodes de la nature afin que nous puissions y retourner. Nous ne vous avons pas appris une nouvelle doctrine, mais nous vous avons simplement invité à nous suivre sur le bon chemin duquel nous nous étions éloignés.

Nous ne sommes pas indifférents au fait qu'il est bien plus difficile pour l'homme ou la femme occidental d'adopter un mode de vie naturel alors que leur environnement les pousse au contraire. Il est cependant possible pour chacun de faire un peu dans ce sens chaque jour pour lui-même et les autres, on constatera avec surprise comme, les uns après les autres, nous abandonnerons nos vieilles habitudes artificielles.

Dans notre chapitre final, nous souhaitons insister sur le fait que nous pouvons être guidés par l'Esprit au cours de notre vie physique, mais aussi mentale. Nous pouvons Lui accorder une confiance sans réserve pour nous guider sur la bonne voie quotidiennement ainsi que pour des choses plus compliquées. Si nous avons confiance en l'esprit, nous réaliserons que nos vieux appétits disparaîtront (nos goûts anormaux n'auront plus lieu d'être) et nous prendrons plaisir à vivre une vie plus simple qui prendra alors une toute autre dimension.

Il ne faut pas essayer de dissocier sa croyance dans les indications de l'Esprit avec sa vie physique, puisque l'Esprit est omniprésent et qu'il se manifeste à la fois dans le physique (ou plutôt à travers celui-ci) que dans les états d'esprit les plus élevés. On peut manger et boire avec l'Esprit, mais aussi penser avec lui. Ne vous dites pas : « ceci est spirituel mais cela ne l'est pas, » car tout est spirituel en fin de compte.

Finalement, si vous souhaitez profiter au mieux de votre vie physique (avoir un outil aussi parfait et adapté pour l'expression de l'Esprit), vivez votre vie entièrement en faisant confiance au côté spirituel de votre nature. Prenez conscience que l'Esprit qui est en vous est une étincelle du Feu Divin, un goutte de l'Océan de l'Esprit, un rayon du Soleil Central. Prenez conscience que vous êtes immortels, toujours en train d'évoluer, de vous développer, de vous révéler. Vous avancez toujours vers votre but supérieur, dont la nature exacte ne peut être comprise par l'homme dans son état actuel à cause de sa vision mentale imparfaite. Nous devons toujours aller de l'avant et plus haut. Nous faisons tous partie de la grande Vie qui se manifeste par une infinité de formes et d'aspects. Nous EN faisons tous partie. Si nous pouvions ne serait-ce avoir la moindre idée de ce que cela signifie, nous nous ouvririons à une telle abondance de Vie et de vitalité que nos corps seraient, dans la pratique, transformés et ils se manifesteraient dans leur perfection. Visualisons chacun l'idée du Corps Parfait et essayons de vivre de manière à ce que nous prenions sa forme physique, et nous pouvons y parvenir.

Nous avons essayé de vous présenter les lois en vigueur dans le corps physique, de sorte que vous puissiez les respecter autant que possible, que vous vous opposiez au minimum au flot de cette grande vie et énergie qui ne cherchent qu'à nous traverser. Retournons à la nature, mes chers élèves, et laissons la grande vie nous traverser librement, et tout ira pour le mieux pour nous. Arrêtons de vouloir tout faire nous-même, laissons la chose FAIRE son œuvre pour nous. Elle ne demande que notre confiance et notre collaboration, donnons-lui une chance.

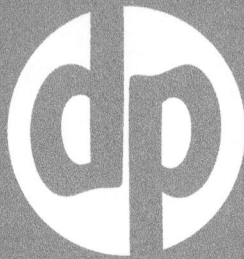

Discovery Publisher is a multimedia publisher whose mission is to inspire and support personal transformation, spiritual growth and awakening. We strive with every title to preserve the essential wisdom of the author, spiritual teacher, thinker, healer, and visionary artist.

www.ingramcontent.com/pod-product-compliance
Lightning Source LLC
Chambersburg PA
CBHW031158270326
41931CB00006B/316